2

... à ma mère, Jeannine,
pour qui le rouge à lèvres n'a désormais plus de secrets.
... à mes amis d'Outre-Mer que j'embrasse tendrement.

3

... to my mother, Jeannine,
for whom lipstick holds no secret.
.... and my very best wishes to all my friends overseas.

4

Lèvres de luxe
Lips of luxury

Ce livre doit beaucoup à la passion de
Jean-Marie Martin-Hattemberg,
expert-collectionneur doté d'une connaissance exceptionnelle du patrimoine
des métiers de la beauté.

This book owes much to the expert and collector
Jean-Marie Martin-Hattemberg and his exceptional knowledge of the cultural
heritage of the beauty profession.

ISBN 978-35340-069-0
Dépôt légal : 4ᵉ trimestre 2009
© 2009, Gourcuff Gradenigo - 8 rue des Lilas - 93100 Montreuil

Lèvres de Luxe - Dépôt SADC Paris N° 212711 du 17 avril 2008

Lèvres de luxe
Lips of luxury

Jean-Marie Martin-Hattemberg

Direction éditoriale / Editorial Director
Anne Camilli

GOURCUFF
GRADENIGO

8

SOMMAIRE

SUMMARY

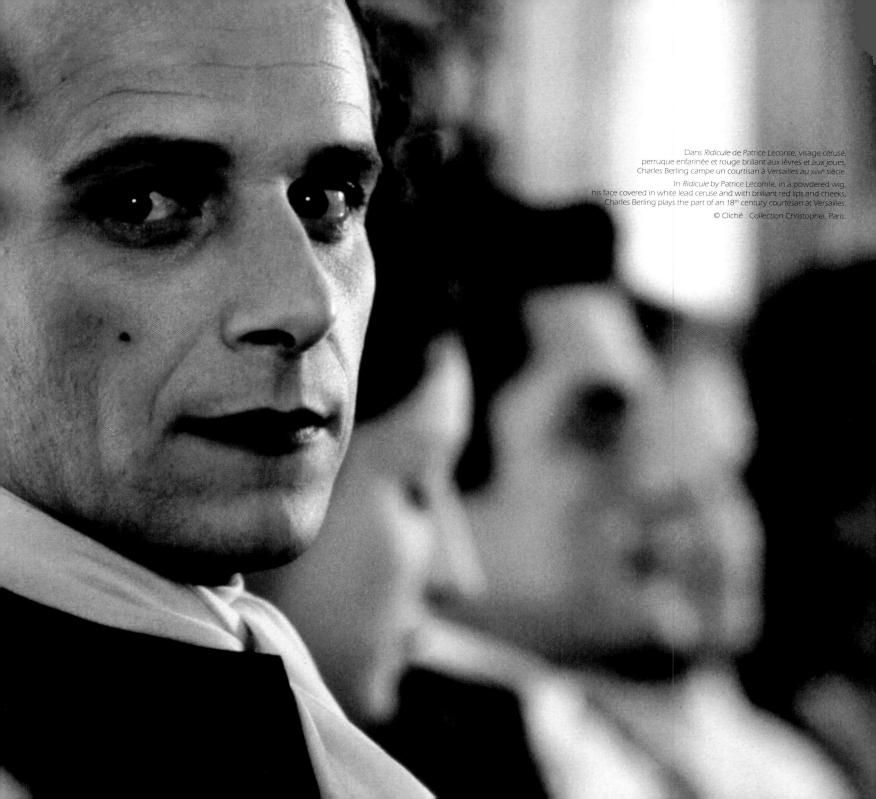

Dans *Ridicule* de Patrice Leconte, visage cérusé,
perruque enfarinée et rouge brillant aux lèvres et aux joues,
Charles Berling campe un courtisan à Versailles au XVIIIᵉ siècle.

In *Ridicule* by Patrice Leconte, in a powdered wig,
his face covered in white lead ceruse and with brilliant red lips and cheeks,
Charles Berling plays the part of an 18ᵗʰ century courtesan at Versailles.

© Cliché : Collection Christophel, Paris.

Michel Pastoureau

Parler de couleur rouge est presque un pléonasme. Le rouge est la couleur par excellence, la couleur archétypale, la première des couleurs. Dans plusieurs langues c'est le même mot qui signifie rouge et coloré. Dans d'autres, il y a synonymie entre rouge et beau. Dans d'autres encore, entre rouge et riche. Partout, dire qu'une chose est rouge c'est dire bien plus que sa coloration s'inscrit dans la zone de longueur d'ondes correspondant à cette couleur. Rouge est le plus fortement connoté des termes de couleur, plus encore que noir ou blanc. À cela des raisons naturelles et culturelles qui remontent fort loin et qui se rencontrent dans la plupart des sociétés.

Aussi bien en peinture qu'en teinture, c'est en effet dans la gamme des rouges que l'homme a été performant le plus tôt. La nature lui a fourni des pigments et des colorants dont il a su de bonne heure tirer profit : des terres ocres rouges, riches en oxyde de fer, pour peindre et dessiner sur les parois des cavernes ; la garance, le carthame et plus tard le kermès pour teindre les étoffes et les vêtements. Par là-même, la palette des rouges s'est mise en place plus précocement que celle des autres couleurs et a toujours été plus diversifiée. Elle l'est encore aujourd'hui. Les nuanciers permettant de choisir un rouge à lèvres en sont un exemple parfait.

Différents mythes racontent comment, aux origines du monde, la terre était rouge ; ou bien comment le premier homme – Adam, par exemple – a été façonné dans de l'argile rougeoyante. Le rouge, c'est le sang de la terre devenu celui des hommes. Mais c'est aussi le feu, à la fois créateur et destructeur. D'où une symbolique souvent ambivalente qui peut aussi bien exprimer la vigueur, l'amour ou la charité que la violence ou la mort. Certains rouges portent bonheur, d'autres provoquent de grandes peurs.

The color red it's almost a pleonasm. Red is color – the prime example, the epitome of color. In several languages the same word means both red and color. In others, red and beautiful are synonyms, in others red and rich are too. Saying something is red refers to a lot more than its wave-length. Red is the most evocative of colors, more so even than black or white. There are both natural and cultural reasons why this is so and these go far back in time and involve many different civilizations.

At the beginning of our civilization, much was achieved by man both in painting and dying cloth, with the discovery of different sources and shades of red. Nature provided him with pigments and colors that he quickly learned to use; red ochre colored clay, rich in iron oxide, to paint and draw on the rock face of caves; madder, safflower and later on kermes vermilion to dye cloth. By virtue of this red found its place long before other colors and has always existed in a much wider range. As it still does today. Shade charts for lipstick are the perfect example of this.

Different legends tell how at the beginning of the world, the earth was red; or how the first man – Adam, for example, was made out of hot red clay. The red blood of the earth became the blood of man. But red is also fire, both creative and destructive. A symbol of ambivalence that expresses as much force, love or charity as it does violence or death. Certain shades of red bring happiness, others are terrifying.

More peacefully in our contemporary societies, red is also the color of celebration, of joy and of beauty. In olden times essentially masculine, linked to power and war, red gradually became a feminine color, symbol of love and pleasure. More than any other color, it attracts the eye and kindles desire. No doubt one of the reasons why cosmetics, since time immemorial, have made this color such an essential part of their palette.

Plus paisiblement, dans les sociétés contemporaines, le rouge est aussi et surtout la couleur de la fête, de la joie et de la beauté. Autrefois plutôt masculin, lié au pouvoir et à la guerre, le rouge est progressivement devenu une couleur féminine, symbole d'amour et de plaisir. Plus que tout autre couleur, il attire le regard et suscite le désir. C'est sans doute pourquoi les cosmétiques, depuis des dates très reculées, ont puisé dans la gamme des rouges l'essentiel de leur palette.

Les plus anciens semblent dater du Paléolithique et se limiter à des peintures corporelles remplissant différentes fonctions rituelles. Mais dans l'Égypte pharaonique le maquillage est déjà une pratique fréquente, et le rouge à lèvres en fait partie intégrante. Il protège, embellit, parfume, rajeunit. La reine Cléopâtre n'avait pas seulement un nez remarquable ; elle avait aussi des pommettes saillantes et des lèvres charnues qu'elles mettait en valeur au moyen de colorants à base de céruse (blanc de plomb) et de cinabre (sulfure de mercure d'où on tire un pigment rouge très lumineux), deux produits particulièrement toxiques. De même, dans la Rome impériale, les femmes de la haute société se fardaient les lèvres au moyen d'une substance nommée *rubrica labrorum*, elle aussi à base de cinabre. Certains auteurs soulignent le jeu de mots entre *rubrica* et *lubrica* et considèrent le rouge à lèvres comme une obscènité. La légende veut que Néron, qui se voulait acteur, puis quelques empereurs décadents en aient parfois fait usage, à l'imitation des femmes.

Par la suite, les Pères de l'Église et les moralistes condamnent les fards, les cosmétiques, les parures « deshonnêtes » et les transfor-mations du corps. Elles sont indignes d'un bon chrétien. Chacun doit s'accepter tel que Dieu l'a fait. Vouloir modifier ou embellir son corps est un péché grave. Toutefois, sous l'influence de l'Orient, le maquillage fait son retour à l'époque des croisades et, à la fin du Moyen Âge, l'emploi du rouge à lèvres se développe chez les femmes de l'aristocratie. Une belle femme se doit alors d'avoir un teint le plus blanc possible, avec lequel fait contraste le rouge des lèvres et celui des pommettes. D'où l'usage de cosmétiques fabriqués à partir de différentes recettes. Plu-

The most ancient of these cosmetics seem to date from the Paleolithic era and were used for the painting of the body for various rituals. But in the Egypt of the Pharaohs, make up was used far more freely and lipstick became its most integral part. It is used to protect, beautify, perfume and rejuvenate. Not only did Cleopatra have a very striking nose, she also had prominent cheekbones and full, very sensual lips that she accentuated with ceruse (white lead) and cinnabar (mercury sulfide that gives a bright luminous red pigment) colorants, two highly toxic products. As they did in Imperial Rome, where women of high society made up their lips using a substance called rubrica labrorum, which also contained cinnabar. Some writers used the pun rubrica lubrica to make lipstick seem obscene. Legend has it that Nero, who considered himself an actor, and other decadent emperors, used it to imitate women.

Priests and other moralists condemned powders and cosmetics, "dishonest" attire and any attempt to change anything about the face or body. They were considered unworthy of a good Christian. Everyone needed to accept themselves as God had made them. Trying to change or make the body more beautiful was a mortal sin. But with the influence of the Orient, make up came back into fashion at the time of the Crusades and by the end of the Middle Ages more and more women of the aristocracy were using lipstick. Any beautiful woman should have as white a complexion as possible with highly contrasting red lips and cheeks. And so the advent of cosmetics made from different formulas, several of which are still with us today. Certain colorants are less dangerous than in the past; a mixture of chalk and red ochre intensified with kermes; madder lacquer. But the formidable cinnabar and ceruse are still in use.

The Renaissance saw the triumph of make up and lipstick no longer reserved for women but also used by men. In Geneva, for example, Calvin rallied up against "these men dressed like peacocks who flaunt the red of shame on their faces". But it was mostly at Court, in the 17th

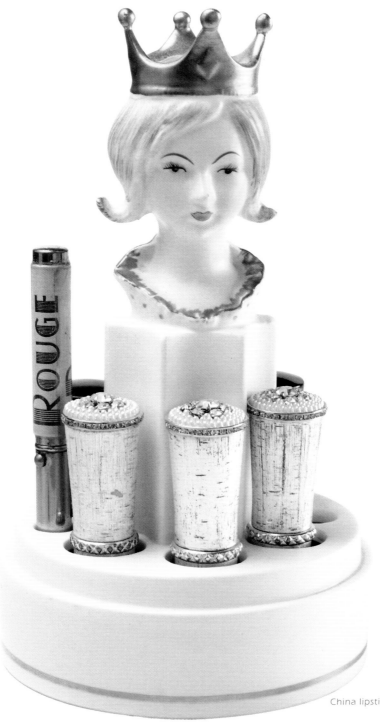

Porte étuis de rouge à lèvres en porcelaine
de Lenox (Illinois, USA), années 1950.
China lipstick case holder by Lenox (Illinois, USA),1950s.

sieurs ont été mises par écrit et nous ont été conservées. Certains co- lorants sont moins dangereux que dans l'Antiquité : mélange de craie et d'ocre rouge rehaussé au kermès; laque de garance. Mais les redou- tables cinabre et céruse n'ont pas disparu.

Avec la Renaissance, les fards et les rouges à lèvres triomphent et ne sont plus seulement réservés aux femmes : les hommes aussi en font parfois usage. À Genève, par exemple, Calvin s'emporte contre « ces hommes vêtus comme des paons qui affichent volontairement le rouge de la honte sur leur visage ». Mais c'est surtout à la cour, aux XVII\ :sup:`e` et XVIII\ :sup:`e` siècles, que se porte le rouge à lèvres masculin. Sa grande période semble se situer entre 1680 et 1740. Certes, il ne concerne pas l'ensemble des courtisans, mais beaucoup d'entre eux, en telle ou telle circonstance, festive ou cérémonielle, n'hésitent pas à s'afficher le visage cérusé, la perruque enfarinée et le rouge brillant aux lèvres et aux joues. Une locution française atteste cette usage du rouge par les hommes de cour : « quitter le rouge ». Quand un homme quitte le rouge, cela signifie qu'il se retire de la vie mondaine, délaisse la cour, ses rites et ses plaisirs, et regagne ses terres et sa demeure, où sa mise sera plus sobre, sa mine plus terne et ses lèvres laissées dans leur état na- turel. Dans la deuxième partie du XVIII\ :sup:`e` siècle, l'usage du rouge masculin disparaît peu à peu.

Le rouge à lèvres féminin, en revanche, perdure et évolue. Au fil des décennies, il se diversifie et concerne un nombre grandissant de femmes. À partir du XIX\ :sup:`e` siècle, de nouveaux produits, de nouvelles nuances, de nouveaux systèmes de valeurs se mettent en place, comme va, à présent, nous l'apprendre le beau et savant livre de Jean-Marie Martin-Hattemberg.

and 18th centuries, that men wore lipstick. Its most popular period was between 1680 and 1740 and concerned not all but many a courtesan, who attended festive or ceremonial occasions their faces covered in ceruse, with powdered wigs and brilliant red lips and cheeks. A French saying "quitter le rouge" punctuates the use of lipstick by men at Court. It is used when a man leaves Court, its rites and pleasures, to go back to his home and lands where his appearance will once again be strict and sober, his complexion dull and his lips left completely natural. It was in about the middle of the 18th century that the use of lipstick by men gradually disappeared.

But lipstick for women still endures. As time goes by, it has become more and more diversified and is used by an ever increasing number of women. From the 19th century onwards, new products, new shades, new values have become part of our daily lives, as this wonderfully clever book by Jean-Marie Martin-Hattemberg is about to show us.

14

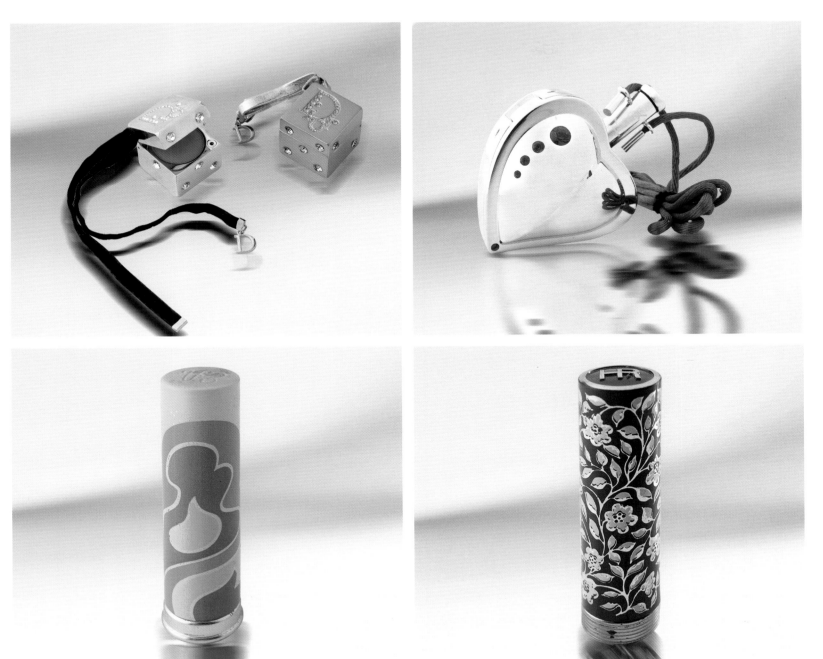

Plein fard sur les lèvres, séduction et frivolité en rouge

Lights…Caméra… Action… Red lips, seduction and frivolity

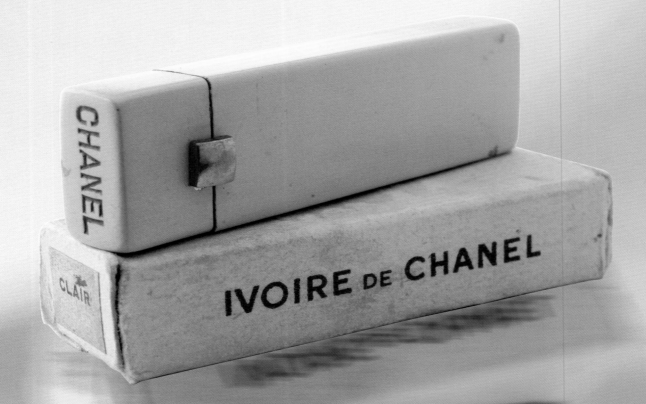

Chanel, *Ivoire*, 1930.

Comment définir cette teinte vivante et vivifiante si ce n'est par ces propos contenus dans le cahier n° 6 *Couleurs & Lumières* de Chanel :

Rouge passion, rouge fusion… le rouge vient de la Terre qui s'ouvre. Rouge qui brûle, qui purifie… Rouge initiatique. De l'étincelle originelle est né le monde. Plus qu'une couleur, le rouge est une énergie.
Conjugaison de la vie et de la mort, il s'exprime par le feu et le sang. Dans le rubis, sa pierre précieuse, il matérialise l'ardeur et la beauté, promesse de bonheur. Sur les vitraux des cathédrales, il est le manteau du guerrier ou du moine soldat mais il règne aussi sur l'Enfer, régit les Faust et autres Lucifer. Cri d'amour ou cri de guerre, il est apothéose ou chute fatale. Il coule dans les veines de toutes les violences, se répand sur l'autel de tous les sacrifices.

Le rouge est le lieu commun des contraires. Parce qu'il touche à l'essence même du mystère vital, il est la couleur du cœur, de la libido. Principe d'action, il est la bannière du dieu Mars et signifie puissance, virilité, conquête. Avant le grand combat de séduction, la femme appose ses peintures de guerre… Rouge absolu, rouge extrême, elle ourle ses lèvres et arme ses ongles. On ne sait plus qui désire et qui est désiré. As de carreau, ou as de cœur, le rouge brouille les cartes passionnément.

What better way to describe the vivifying, fiery color red than the quote by Chanel in Notebook N° 6 of Colors & Light:

Red Passion… Red Fusion… born of the fire that burns at the center of the earth. Red burns, Red purifies, Red is the color of initiation… From its original spark, the Earth was born. More than a color, Red is a vitalizing life force. The union of Life and Death, symbol of fire and blood. Ruby, its precious stone, is a token of fervor and beauty, the promise of joy and happiness.

On stained glass cathedral windows, Red is the coat of the warrior, of the soldier monk, but Red rules in Hell, holds dominion over Faust and other Princes of Darkness. Love cry or war cry, Red is consecration or tragedy … It runs in the veins of everything violent and spills over the altar in every sacrifice.

Red is the epitome of contrast, the quintessence of life, color of the heart, the libido. In the spirit of action, it is the banner of the god Mars and signifies power, virility, conquest. Before the battle of seduction, a woman puts on war paint …pure red, extreme red; paints her lips and prepares her weapons. No one can tell any longer who desires and who is desired.

19

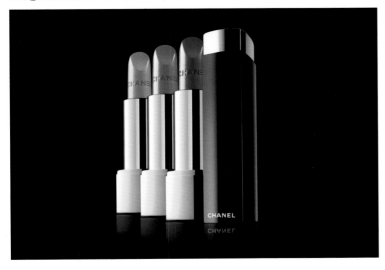

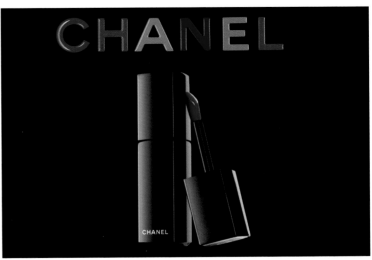

Indéniablement, le rouge est lié au principe de la vie s'insérant selon ses nuances et selon son intensité dans tous les domaines de l'humanité et dans toutes les cultures du monde.

En peinture, Wassily Kandinsky, maître du Constructivisme et de l'Abstraction russes, estime qu'il existe deux types de rouge :

Un rouge nocturne, femelle, possédant un pouvoir d'attraction centripète. Ce rouge nocturne est la couleur de l'âme, de la libido, et du cœur… en opposition avec le rouge diurne, mâle, centrifuge, rayonnant comme un soleil jetant son éclat sur toutes choses avec une puissance irrésistible… Ce rouge diurne est la couleur de la jeunesse, de la santé, de la richesse, et de l'amour, vecteur de force, d'ardeur, d'impulsivité guerrières…

LE ROUGE NOCTURNE

s'est révélé au fil du temps la couleur de l'athanor des alchimistes où s'opèrent la digestion, le mûrissement, la régénération de l'être… une couleur mystérieuse et ésotérique que les sages dissimulent sous leur manteau… l'Hermite, la Papesse, et l'Impératrice dans le tarot divinatoire en sont la parfaite illustration. Vêtus tous trois d'une robe rouge dissimulée sous leur cape ou sous le manteau bleu, ils symbolisent la science secrète.

Ce rouge ésotérique est de nature matricielle puisqu'il n'est visible naturellement qu'au cours de la mort initiatique où il prend une valeur sacramentelle notamment dans l'antiquité gréco-romaine avec les rites des mystères de Cybèle, déesse de la terre et des animaux.

Ces rites consistaient pour les initiés au culte, à descendre dans une fosse recouverte d'une grille sur laquelle était sacrifié un taureau ou un bélier, le sang de l'animal se répandant sur eux à des fins purificatrices.

Un rituel similaire fût longtemps pratiqué aux îles Fidji lequel consistait à exposer à des jeunes gens une rangée d'hommes couchés, en apparence morts, couverts de sang, corps ouverts et entrailles sorties… mais à un cri du dignitaire religieux, maître de cérémonie, les prétendus cadavres se dressaient debout, et couraient vers le plus proche des points d'eau pour se nettoyer du sang et des entrailles de porcs sacrifiés.

Ce symbole du rouge sacrificiel se retrouve dans la Passion du Christ, vêtu d'une tunique rouge portant une couronne d'épines.

Ce rouge initiatique revêt de ce fait une connotation funéraire : caché, il est la condition de la vie ; répandu, il signifie la mort. Cette symbolique du sang caché et du sang répandu expliquerait l'interdit qui frappe les femmes qui ont leurs règles : le sang qu'elles rejettent est considéré comme

20

Ace of Hearts or Ace of Diamonds, Red shuffles the cards willfully, unreasoningly.

There is no doubt, Red is enmeshed with the secret of life and its different shades and different intensities find their way into every area of humanity and culture in the world.

The artist, Wassily Kandinsky, master of Russian Constructivism and Abstraction, considers there to be two types of Red:

A female, calm and temperate nocturnal Red, with a centripetal power of attraction This is the color of the soul, the libido, the heart … the contrary to male, violent, diurnal Red, exuberant and diffusive, like a sun which burns everything in its path with an irresistible power… This is the color of youth, of health, wealth, and love, the channel of strength, passion and the impulse to make war…

NOCTURNAL RED

Nocturnal Red, color of the alchemist's athanor where the digestion, maturation and regeneration of the being took place.. a mysterious and esoteric color that the wise hid under their cloaks…the Hermit, the High Priestess and the Empress in the divination tarot are perfect examples of this. All three dressed in red robes hidden under a cloak or a blue coat, are the symbol of a secret science. Esoteric Red, only visible during initiatory death, considered sacred in the rites and mysteries of Cybele, the Earth Mother of Greco-Roman antiquity.

Initiates of the cult were lowered into a ditch covered with a grid where a bull or ram had been sacrificed. The animal's blood The dripping blood of the animal was to purify the spirit.

A similar ritual took place in the Fiji Islands. A line of supposedly dead men, covered in blood, split open and disemboweled were laid out in front of younger members of the tribe. A single cry from the religious chief brought them back to life and they ran towards the closest water source to clean off the blood and innards of a sacrificed pig.

Red as a symbol of sacrifice is also part of the passion of Christ; Jesus was dressed in a red tunic and wore a crown of thorns.

This is why the Red of initiation is associated with death: hidden, it is the condition of life, spilt, it signifies death. The symbolism of hidden blood and spilt blood was explains the taboo on women during their menstrual cycle. Their blood considered impure, issue of the darkness of the uterus, which made them untouchable. In some primitive civilizations they were temporarily banished and had to purify themselves before being able to reintegrate society.

impur parce qu'il passe de la nuit utérine au jour. Ces femmes demeurent intouchables car, dans diverses civilisations disparues ou premières en ce xxie siècle, elles doivent accomplir une retraite purificatrice avant de réintégrer la société dont elles ont été temporairement exclues.

L'interdit véhiculé par cette symbolique du sang nocturne s'est longtemps appliqué aux hommes qui versaient, même pour une noble cause, le sang d'autrui. Le bourreau tout comme le forgeron, est un intouchable parce qu'il touche à l'essence même du mystère vital qu'incarne le rouge centripète du sang et du métal en fusion.

L'ancienneté et l'universalité de ces croyances nous font voyager jusqu'en Mélanésie, où un mythe ancestral du rouge sacralisé s'est transmis de génération en génération : Au début des temps, un homme apprit le secret de la magie d'un crabe de couleur rouge, car il était chargé de pouvoirs et de sorcellerie… En tuant le crabe, l'homme réussit à lui extorquer son secret ; ce mythe expliquerait pourquoi aujourd'hui les crabes sont noirs, parce qu'ils ont été dépouillés de leur sorcellerie.

À L'OPPOSÉ, LE ROUGE DIURNE

Mâle et solaire, associé au blanc et à l'or devient centrifuge. Il incarne l'ardeur, la beauté, la force, et les vertus guerrières…

En Irlande, dans la mythologie gaélique, les druides rouges se révèlent être à la fois prêtres et guerriers, leurs courageux exploits étant relatés dans des textes anciens.

En Afrique noire, chez de nombreux peuples, les femmes et les jeunes filles s'enduisent le corps et le visage de teinture rouge mélangée à des huiles végétales dès leurs premières règles, à la veille de leur mariage, ou de la naissance de leur premier enfant, un rite sacralisant la jeunesse, la santé, l'abondance, et l'amour. Ce même rituel se retrouve chez certaines tribus indiennes d'Amérique, les jeunes gens et jeunes filles s'enduisent d'huiles végétales teintées rouges, source de bienfaits et de vigueur.

Chez les Grecs durant l'Antiquité, le rouge diurne devient la couleur de Dionysos, dieu du vin, alors que dès l'avènement de la chrétienté, cette couleur devient celle du Saint-Esprit. De même, le choix du rouge associé au blanc porté par l'enfant de chœur assistant le prêtre durant la messe est censé représenter la fraîcheur de l'amour et du désir de Dieu.

The taboo given to the symbol of nocturnal blood was also applied to men who had spilt the blood of others, even for a noble cause. The executioner, like the blacksmith, was considered untouchable because he dealt with the very essence of life incarnated by blood and melting metal.

The age old universality of these beliefs takes us back to Melanesia, where an ancestral myth of the sacredness of Red has been passed down from generation to generation. At the beginning of time, a man stole the magical secret of the red crab, renowned for its powers of sorcery. The myth tells how once the man had killed the crab and dispossessed it of its magical power, the crab turned black and stayed that way forever.

EXTREME OPPOSITES: DIURNAL RED

Masculine, solar, associated with white and gold it becomes centrifugal energy. The incarnation of passion, beauty, strength, and the virtues of the warrior.

In Gaelic mythology, the red druids of Ireland were both priests and warriors and the tales of their courageous exploits were handed down from generation to generation.

Among many of the peoples of Black Africa, women and young girls cover their faces and bodies with red dye mixed with vegetable oils during their menstrual cycle, on the eve of their marriage, or at the birth of their first child, a rite which celebrates the sacredness of youth, health, abundance, and love. This same ritual is practiced among some of the American Indian tribes where young men and women cover themselves in vegetable oils tinted red, considered a source of well being and strength.

Diurnal Red was the color of Dionysos the god of wine, for the Greeks of Antiquity, and with the advent of Christianity, it became the color of the Holy Spirit. In the same way, the Red and white robes worn by the altar boy are a sign of the purity of a child's love of God.

If flame Red is a sign of passion, it also signifies strength and power. In Ancient Rome, the generals and patricians of Rome wore this color before it became the color of Emperors.

The symbolism of diurnal Red associated with strength and power also exists in the divination tarot card deck with three trump cards: Strength, Justice and The Empress.

Si le rouge flamboyant est signe d'amour ardent, il signifie également la force et le pouvoir. Dans l'antiquité romaine, les généraux et les patriciens à Rome portaient cette couleur que se sont appropriés les empereurs.

Cette symbolique du rouge diurne associée à la force et au pouvoir se retrouve également dans le tarot divinatoire avec trois cartes majeures : la Force, la Justice, et l'Impératrice.

Pour les alchimistes, le rouge diurne est la couleur de la pierre philosophale dont le nom signifie « pierre portant le signe du soleil »… Grenat, rubis, cramoisi ou incarnat, elle est cette pierre mystérieuse ayant le pouvoir de changer le plomb en or.

En Extrême-Orient, le rouge hors de la dualité diurne/nocturne évoque plusieurs valeurs : la chaleur, l'action, l'intensité, et la passion. Il est également associé à la sécheresse et au feu.

Au Japon, le rouge est porté presque exclusivement par les femmes, et est perçu comme la couleur de la sincérité et du bonheur. Selon certaines écoles Shintoïstes, le rouge désigne le sud, l'harmonie, et la conquête.

Dans l'armée japonaise, les conscrits le jour de leur départ portent une ceinture rouge en signe de fidélité à la patrie. Il existe aussi une tradition populaire japonaise pour souhaiter bonheur et réussite à quelqu'un en lui offrant lors d'un repas du riz coloré en rouge à l'occasion d'un anniversaire ou d'un évènement important de la vie.

En Occident, le rouge considéré à l'origine comme une couleur primaire, s'est imposé au fil du temps comme couleur première de notre quotidien. En effet, le rouge colore notre langage et notre environnement avec cette dualité de l'extrême qui lui est propre… Une forme de Yin et de Yang du rouge qui conditionne notre perception du monde, et qui nous propose des repères et des valeurs…

LE ROUGE EST PLURIEL DANS SES NUANCES :

Amarante, antique, betterave, bordeaux, braise, brique, cardinal, carmin, cerise, coquelicot, corail, écrevisse, enfer, ferrari, feu, flamme, fraise, framboise, fuschia, garance, géranium, grenadine, grenat, griotte, groseille, hermès, lucifer, magenta, opéra, pivoine, pompier, pompon, pourpre, raisin, rubis, sang, scandale, Tiepolo, Titien, tomate… quarante nuances de rouge agrémentent notre vocabulaire, et notre culture, héritage d'une longue tradition chromatique.

Couleur du pouvoir, de l'ordre, de la force, de l'autorité, et du sacré, tout en étant la couleur de l'enfer, de la révolution, de la guerre, et du dan-

22

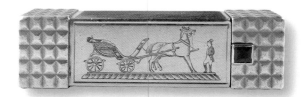

Hermès, années 1950.

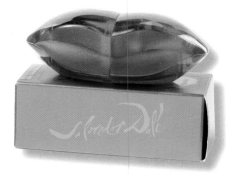

Parfums Salvador Dali, 2004.

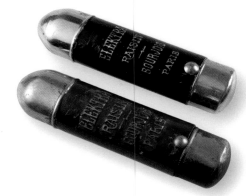

Bourjois, *Elektra*, années 1880-1900.

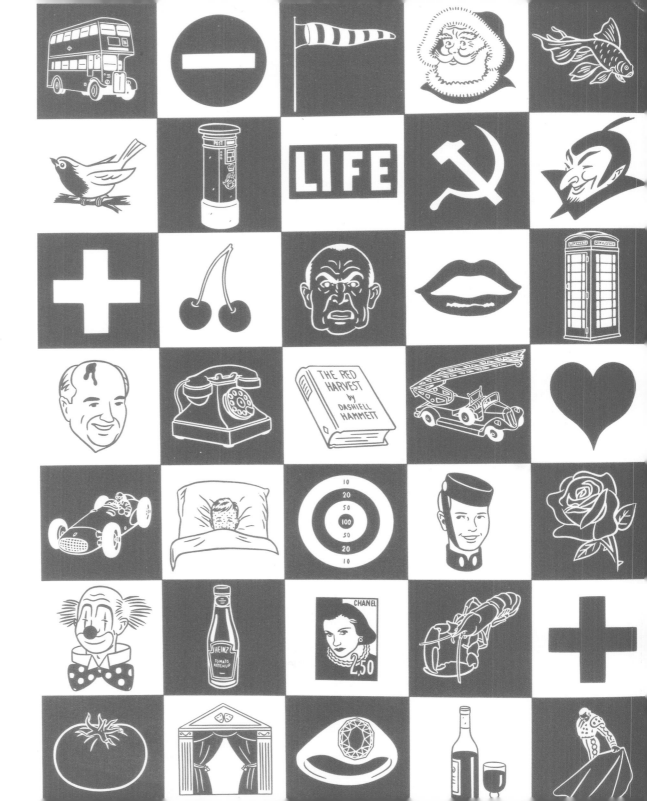

Chanel, *Abécédaire du rouge*
conçu par l'illustrateur Alain LaChartre.

Chanel, *Rouge from A-Z* by illustrator
Alain LaChartre.

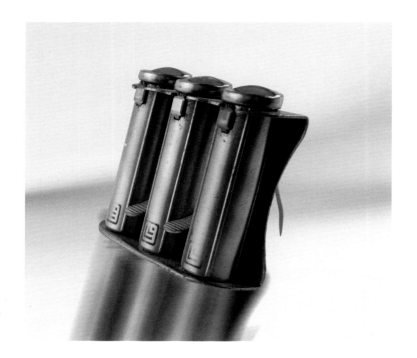

24

For the alchemist, diurnal Red is the color of the philosopher's stone, the stone with the sign of the sun. Garnet, ruby, or crimson, this is the mysterious stone which can turn lead into gold.

In the Far East, outside of its nocturnal/diurnal duality, Red is a sign of warmth, action, intensity and passion. It is also a sign of drought and fire.

In Japan, Red is worn exclusively by women, and is considered the color of sincerity and happiness. For the Shintoist Red represents the south, harmony and conquest.

In the Japanese army on the day of their departure recruits wear a red belt as a sign of loyalty to their country. There is also a popular tradition in Japan where they wish happiness and success by offering a meal of red colored rice for a birthday or an important event.

In the West Red was considered quite ordinary but has become one of the most important colors of our daily lives. All the contrasts and extremes of Red color our language and our environment – a form of Yin and Yang which conditions our perception of the world, and gives us our bearings.

RED IS PLURAL:

Amaranth, Antique, Beetroot, Burgundy, Cinder, Brick, Cardinal, Carmine, Cherry, Poppy, Coral, Shrimp, Ferrari, Fire, Flame, Strawberry, Raspberry, Fuchsia, Madder Red, Geranium, Grenadine, Garnet, Morello Cherry, Redcurrant, Hermès Red, Magenta, Opera Red, Peony Red, Fire Engine Red, Pompom Red, Crimson, Grape, Ruby, Blood Red, Titian, Tomato, Scarlet, Vermeil, Venetian Red… 40 shades of red to brighten up our vocabulary and our culture, the heritage of a long tradition in the art of color.

The color of power, of order, strength, authority and of everything sacred, it is also the color of hell, revolution, war and danger. Red is for Emperors, Kings, Cardinals and, of course, Father Christmas. And it is also the color of opposition – Red is for communists, activists, the antireligious and the vampire – and last and certainly not least, Red is the color of the eternal incarnation of evil, the Devil himself!

A duality that encroaches on our emotional lives: passionate love burning with desire clashes with anger and jealousy, and people go red with anger..

ger, le rouge fait référence aux empereurs, aux rois, aux militaires, aux cardinaux sans oublier celle du Père Noël… Des références qui s'opposent à celles des insurgés, des activistes communistes, des anti-religieux, des vampires avec la touche finale : l'éternelle incarnation du mal, le Diable !

Cette dualité se prolonge dans la vie affective : amour-passion brûlant de désir s'opposant à la colère et à la jalousie. Être rouge de colère, n'est-elle pas une expression courante d'un sentiment teinté d'intensité ?

Hormis sa dichotomie, ou ambivalence, le rouge a un pouvoir d'attraction sur nos facultés de perception optique et mentale : le rouge festif d'un rideau de théâtre, le rouge protecteur signalisant le danger de la route, ou l'impact du rouge chatoyant d'un logo d'une marque comme Coca-Cola marquent la mémoire et l'inconscient collectifs.

Absolu ou ambiguë, le rouge oscille entre la fascination et la répulsion, parce qu'il est capable du meilleur comme du pire.

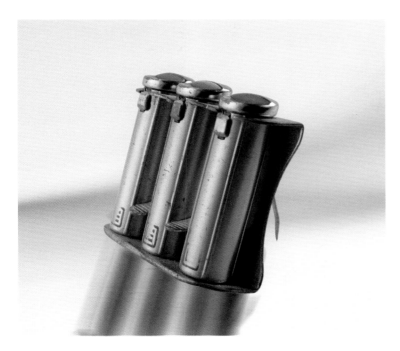

LES LÈVRES ROUGES…

Marié aux lèvres, porte du souffle et de la parole, le rouge amplifie le désir et accentue la séduction de toute femme. Une évidente séduction, gage d'une sensualité sublimée se prolongeant dans l'acte suprême, le baiser.

Séduction, artifice, frivolité, ou provocation, le rouge attire l'attention.

À chaque nuance de rouge correspond une note d'élégance et un statut : lèvres fardées de rouge garance pour les séductrices aguichantes, fardées de rouge rosé pour les bourgeoises vertueuses, ou bien fardées de rouge grenat pour les femmes spirituelles de la noblesse… Une échelle chromatique de la séduction que l'on doit à Madame de Pompadour, qui pendant les bals de la cour à Versailles passait son temps à identifier le rang social de chaque femme d'après la teinte de leur fard à lèvres.

Chuchoter, murmurer, chanter, fredonner, parler, discuter, hurler, crier, les lèvres expriment des sentiments contrastés, ambivalents, ou contradictoires. Fardées de rouge, elles deviennent les lèvres du cœur lors d'une déclaration d'amour, lèvres de feu lors d'une scène érotique torride, ou bien lèvres de cruauté lors d'une scène de vampirisme.

Apart from its ambivalence, Red has a power of attraction that also affects our optical and mental perception. The festive red of a theatre curtain, the protective red that signals danger on the road or the impact of a red logo of a brand like Coca Cola, all leave their traces on our memory.

Absolute or ambiguous, Red fluctuates between fascination and repulsion, capable of bringing out the very best and the very worst in us.

RED LIPS…

In total alliance with the lips, gates of the breath of life and the spoken word, Lipstick intensifies every woman's desire and her power of seduction. For Lipstick is its epitome, symbol of sensual fantasy, promise of the ultimate, the promise of a Kiss…Seduction, artifice, frivolity or provocation, Red never fails to attract attention.

Each shade of Red has its own type of seduction: madder red for the vamp, pinky red for the affectedly reserved, and dark red for the noble and spiritual …a gamut of seductive colors left to us by Madame de Pompadour who spent her time at court spotting each lady's social position according to the shade of red she used on her lips.

Whispering, murmuring, singing, humming, talking, shouting, screaming, yelling, the lips express various feelings, ambiguous or contradictory,… Made up with red lipstick, they become the lips of the heart for a declaration of love, lips of fire for a scene of torrid eroticism, or the lips of the cruel vampire…

All three were stars of the film "Blood on the Lips" directed by Harry Kümel in 1971, the story of a Countess avid for sapphism, an Anglo-Swedish couple and a town electrified with rumors of vampires.

Lips made up with Red go beyond desire, create emotions and can make any man who succumbs to the charms of a beautiful woman completely lose his head, even if it's only for a single swaying tango… A trace of lipstick on the collar of a white shirt, on the cheek or on the nape of the neck, and a man is marked with the seal of tenderness, and unwittingly reveals the secret of his illicit and secret passion.

Red lips are often in the headlines, innocent provocation or simple protest. There was that exuberant oung woman Rindy Sam, in 2007, who left a red kiss on a white canvas for Cy Twombly, an American artist now on exhibition at the Modern Museum of Art in Avignon.

Une trilogie qui nous remémore le film d'Harry Kümel réalisé en 1971 et intitulé *Les lèvres rouges*, sulfureuse histoire de séduction saphique sur fond de rumeurs de vampirisme entre une comtesse ambiguë et un jeune couple anglo-suédois.

Les lèvres fardées de rouge transcendent le désir, provoquent des émotions, et font parfois perdre la tête de tout homme tombé sous le charme de sa belle, le temps de danser enlacés un tango langoureux chaloupé… Trace de rouge à lèvres sur son col de chemise blanche, sur sa joue, ou sur sa nuque, l'homme ainsi marqué du sceau de la tendresse dévoile malgré lui son intimité et sa fougue amoureuse sous le regard d'autrui.

Le rouge et les lèvres sont souvent complices de fait-divers sans gravité, de provocation bien innocente ou de sacrilège sans conséquence… Comment oublier cette jeune femme pétillante, Rindy Sam, qui en 2007 a déposé un baiser laissant l'empreinte de ses lèvres fardées de rouge sur un carré blanc, une toile conçue par Cy Twombly, peintre américain, exposée au musée d'Art contemporain d'Avignon ?

Coup médiatique pour promouvoir l'art contemporain, ou histoire d'une tendre jeune femme pleine d'humour souhaitant immortaliser un baiser fougueux ? À chacun d'interpréter ce fait divers avec un zeste d'indulgence et quelques grammes de dérision.

Capables de construire, d'animer, d'ordonner, ou d'embrasser, les lèvres peuvent par des mots détruire, troubler, et parfois tuer : lèvres d'ange ou de démon, elles renversent aussi vite qu'elles bâtissent leurs châteaux de paroles. Elles sont les portes du paradis ou de l'enfer de l'âme. Tout comme le rouge, les lèvres sont capables du meilleur comme du pire.

QUELQUES FRAGMENTS D'HISTOIRE

Se farder les lèvres remonte à la nuit des temps puisqu'il a été possible grâce à l'archéologie de retracer l'art du maquillage des femmes durant les différentes époques de l'antiquité. En effet, il a été prouvé que les Égyptiennes se coloraient les lèvres avec de l'ocre rouge mélangé à de l'oxyde de fer naturel à l'aide d'un bâtonnet ou d'une brosse. De même, les Troyennes et notamment la plus célèbre, Hélène, utilisaient comme fard de la terre cuite finement broyée mélangée à des huiles. Les huiles végétales et le miel furent probablement les premiers ingrédients pour élaborer avec des teintures d'origine soit minérale, soit végétale les premiers fards à lèvres. On parle même déjà de parfumage de ces fards à l'aide de suc de pommes de reinette, les huiles d'origine animale

A new way to promote contemporary art perhaps, or just the story of a young woman with a sense of humor who wanted to immortalize an impetuous kiss? A piece of news to be interpreted with a zest of indulgence and a pinch of irony.

Lips can build, animate, command; with words the Lips can destroy, trouble or even kill. Lips of angels or of demons, they can build a fortress of words as fast as they can destroy one…. Gates of Paradise, or Gates of Hell … Just like everything about the color Red, lips bring out the best and the worst in us.

A LITTLE HISTORY

We know that wearing rouge goes back to the beginning of time since archeologists have been able to trace the art of make up during different periods of antiquity. The Egyptians colored their lips with red ochre mixed with natural iron oxide using a stick or a brush and the same is true for the Trojans, including the most famous of them all, Helen of Troy, who used finely ground terra cotta mixed with oils as make up. Vegetable oils and honey were probably the first ingredients, along with dyes of either vegetable or mineral origin used as lip make up. There was already talk of adding perfume to these powders using rennet apple juice, and highly fragranced animal oils.

In the Middle Ages, a coloring agent found in the root of the madder plant was used to give lip make up a more intense color.

However, the mystic Middle Ages, tinged with courteous and courtly love, considered women who reddened their lips as creatures from hell, and unpretentious, natural beauty were considered the sign of divine benevolence.

The Fall of Constantinople in 1453, made Europe and particularly Italy and France more aware of the human condition. Women's beauty became a philosophical and social preoccupation during the Renaissance. The pale lips of the Lady protected by her fearless Knight gave way to the red lips of the sophisticated Venetian courtesan. Catherine de Medici, a woman of power, imported all the refinery of a new kind of beauty from Italy with subtle perfumes and make up powders of quality.

From the 17th century onwards, following the discovery of America in 1492, the conquistadors became very wealthy by importing to Europe cochineal powder with its unequalled coloring qualities. Cochineal, a parasite which lives off certain plants, particularly the Nopal, a variety of cactus found in Central America, progressively replaced the madder root and the red pigment extracted from this insect became an essential part of make up powders.

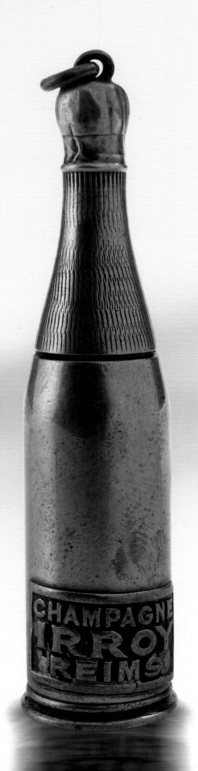

Dorin pour les champagnes Irroy, 1920.

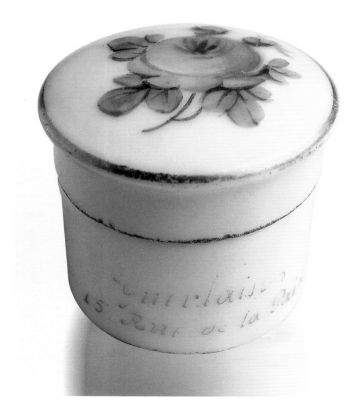

28

ayant une trop forte odeur. À partir du Moyen Âge, le fard à lèvres se caractérise par sa couleur intense obtenue à partir du principe colorant dérivé de la racine d'une plante : la garance. Cependant, ce Moyen Âge mystique teinté d'amour courtois considère les femmes rougissant leurs lèvres comme des créatures de l'enfer, l'absence de tout artifice et la beauté naturelle étant gages d'une bienveillance divine.

Lors de la chute de Constantinople en 1453, l'Europe, en particulier l'Italie et la France, s'éveille à l'Humanisme. La beauté de la femme devient une préoccupation philosophique et sociale durant la Renaissance. Les lèvres pâles de la dame protégée par son preux chevalier s'effacent pour faire place aux lèvres rouges de la courtisane vénitienne sophistiquée et élégante. Catherine de Médicis, femme de pouvoir, importe d'Italie tous les raffinements d'une nouvelle gestuelle de la beauté avec des parfums subtils et des fards de qualité.

À partir du XVIᵉ siècle, à la suite de la découverte de l'Amérique en 1492, les conquistadores s'enrichissent considérablement en important en Europe la poudre de cochenille aux propriétés teintantes inégalées. La cochenille, insecte parasite vivant sur des végétaux, en particulier sur le nopal, une variété de cactées d'Amérique centrale, remplace progressivement la racine de garance, le pigment rougeâtre dérivé de cet insecte entrant dès lors dans l'élaboration des fards.

Désormais dénommé « Rouge d'Espagne », le premier fard-crème pour les lèvres sous le règne de Louis XIV fait le bonheur des courtisanes et dames de cour. Cette appellation « Rouge d'Espagne » s'avère légitime puisque l'Espagne détenait à cette époque le monopole de la cochenille.

À partir du Siècle des lumières, l'art de la parfumerie et des cosmétiques prend son envol grâce à la constitution de la corporation des parfumeurs-gantiers. Ainsi Chardin-Houbigant, Lubin, L.T. Piver, et Dorin, fournisseur de la reine Marie-Antoinette, proposent des gammes de rouges gras et de rouges liquides pour les lèvres.

Le XIXᵉ siècle hygiéniste et romantique consacre le retour à une modération pour ne pas dire totale inhibition en matière de maquillage. Les lèvres redeviennent roses pâles et diaphanes donnant ainsi au baiser romantique cette pureté et cette innocence retrouvées.

Called Spanish Red, the first cream powder for the lips during the reign of Louis XIV became the rage for both courtesans and ladies of the Court. The name Spanish Red was very fitting as Spain at the time had a monopoly on cochineal.

During the Enlightenment, the Art of Perfume & Cosmetics became more and more widespread mainly because of the influence of the new corporation of perfumer-glove makers. Chardin-Houbigant, Lubin, L.T. Piver, and Dorin, suppliers to Queen Marie-Antoinette, offered a range of solid and liquid lip rouge.

The romantic 19th century and their sudden franticness for cleanliness brought back moderation if not total inhibition of anything to do with make up. The lips became pale pink and transparent making a romantic kiss pure and innocent again.

Up until the Second Empire, lip color came in either a liquid or creamy texture that women could apply using a lip brush, so as not to stain their bodices. If the wives of the most bourgeois of men, who Honoré de Balzac was so fond of describing, colored their lips very discreetly, it was only because they were worried about being too seductive, something they left to the women of easy virtue and actresses on the stage of the Comédie Française. Pomades and liquid lip rouge continued to be popular right up until the 1930s.

In 1880, a revolution in lip rouge took place both for the contents and the container. The bullet, the name for a paste made of beeswax, fresh butter, powdered bark and black grape had arrived. The discovery of black grape pigment provided a way to develop new colors for the manufacturing of cosmetics and this is how a bullet shaped stick made of beeswax, vegetable wax, castor oil and purple grape pigments became the lipstick that we all know and love. Animal oils and lanoline were added later for certain formulas.

To package this new colored stick, a cardboard slip case, patented by Roger & Gallet, a perfume house founded in 1862, and the white metal cylinder with a push button appeared on the market.

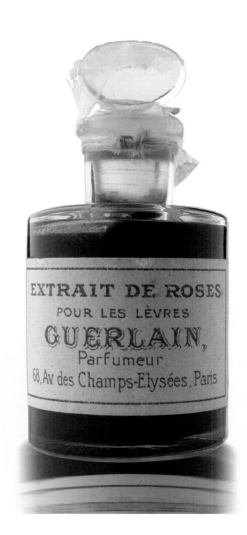

29

Le fard à lèvres, jusqu'au Second Empire, se présente sous forme liquide ou sous forme de pâte à la texture crémeuse que toute femme pouvait appliquer à l'aide d'un putois, petit pinceau à lèvres, au risque de tâcher son corsage. Si les femmes de grands bourgeois si bien décrites par Honoré de Balzac se fardaient les lèvres avec grande modération, c'était dans le seul souci de ne pas aguicher ou choquer, attitude propre aux demies-mondaines et aux actrices brûlant les planches de la Comédie-Française.

Ces rouges gras et ces rouges liquides furent commercialisés jusqu'aux années 1930.

À partir des années 1880, une révolution s'opère en matière de rouges pour les lèvres tant sur le plan du contenant que du contenu. On parle de « raisin » pour les lèvres, nom désignant une pommade composée de cire d'abeilles, de beurre frais, d'écorces en poudre, et de grains de raisin noir.

La découverte du pigment issu de la pulpe du grain de raisin noir permet aux chimistes d'élaborer de nouveaux colorants pour la fabrication de cosmétiques. C'est ainsi qu'est inventé le rouge à lèvres en bâton composé de cire d'abeilles, de cires végétales, d'huile de ricin, associés au pigment violet-pourpre du grain de raisin. Des corps gras d'origine animale, et la lanoline seront par la suite utilisés dans certaines compositions.

Pour conditionner ce bâton de « raisin » pour les lèvres, l'étui glissette en papier carton breveté par la maison Roger & Gallet, parfumerie fondée en 1862, et l'étui cylindre en métal blanc avec bouton poussoir voient le jour.

LE ROUGE À LÈVRES :
SYMBOLE DE L'ÉMANCIPATION DE LA FEMME

Si le Français Alexandre Bourjois créé des raisins pour les actrices de théâtre et les demies-mondaines, l'Allemand Ludwig Leichner en revanche les conçoit pour les grandes divas chantant les œuvres de Richard Wagner.

Bâton de raisin pour les femmes publiques sur scènes ou dans les cabarets, bâton de rose pour les bourgeoises et les élégantes de haute lignée, le baume *Rose* ou *Rosat* étant la dénomination de la pommade en bâton couleur chair qui pourrait être l'équivalent actuel du dermophyl indien. En complément du maquillage, le soin des lèvres demeure également une préoccupation. Guerlain créé le fameux *Baume de la Ferté*, un soin anti-gerçures.

Ce code strict et social du maquillage va subitement disparaître suite à la Première Guerre mondiale, fracture historique annonçant le XXᵉ siècle.

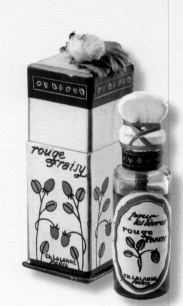

Charles Lalanne, *Rouge Fraisy*, 1920

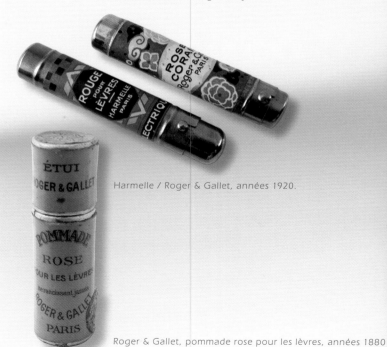

Harmelle / Roger & Gallet, années 1920.

Roger & Gallet, pommade rose pour les lèvres, années 1880

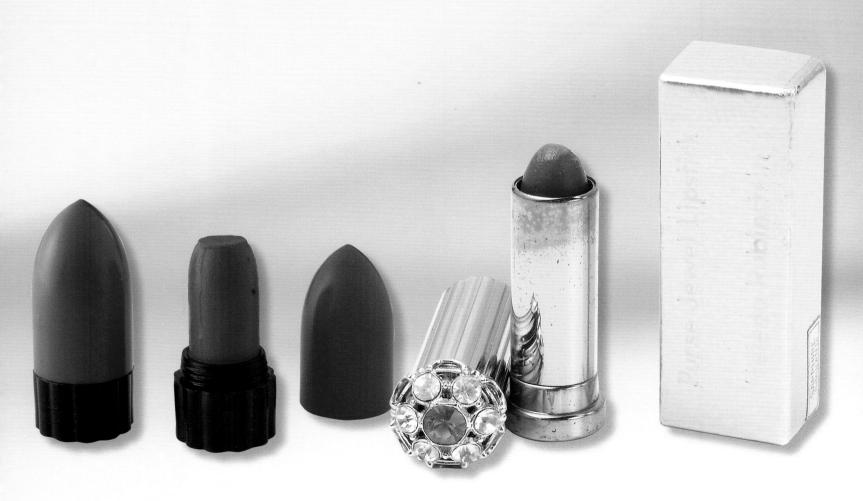

L.T. Piver, *Nohiba*, années 1930.

Helena Rubinstein, *Cracker Jack*, années 1940.

Rouge Baiser, deux étuis de rouges à lèvres, années 1940

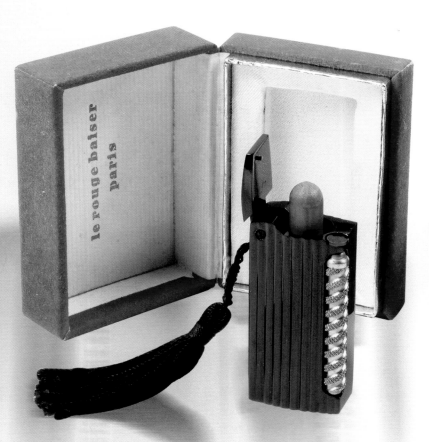
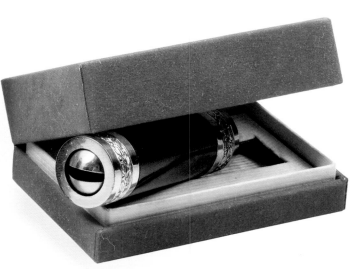

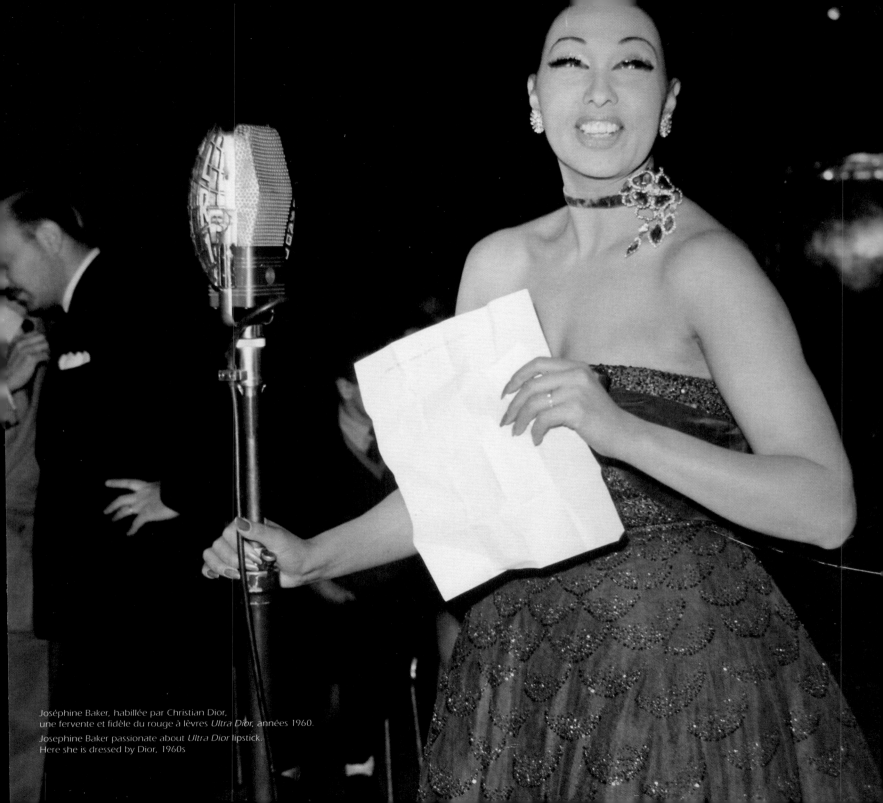

Joséphine Baker, habillée par Christian Dior,
une fervente et fidèle du rouge à lèvres *Ultra Dior*, années 1960.

Josephine Baker passionate about *Ultra Dior* lipstick.
Here she is dressed by Dior, 1960s

Quatre années de guerre ont éloigné les hommes de la vie civile, laissant aux femmes de nouvelles responsabilités et de nouveaux défis. Le statut de la femme va profondément changé avec pour caisse de résonance le mouvement des *Suffragettes*.

Désormais les femmes du XXe siècle conduisent les automobiles, fument des cigarettes au tabac blond de Virginie pour devenir plus tard pilotes d'avion ou dirigeantes d'entreprises comme Harriet Hubbard Ayer, Helena Rubinstein, Elizabeth Arden, et Nadine Payot, véritables maîtresses, femmes aux commandes des métiers de la beauté.

Le style Garçonne scandalise le Tout-Paris en ce début des années 1920, l'époque de la femme objet étant à jamais révolue, avec en prime le choc de la beauté ethnique de la femme noire incarnée par la pétillante Joséphine Baker.

Le maquillage progressivement s'intègre dans le quotidien des femmes modernes : visages délicatement poudrés dans une teinte diaphane, pommettes fardées de rose, yeux ombrés de rimmel, et bouche rouge écarlate… Coiffés à la garçonne.

34 Le rouge à lèvres n'est plus l'apanage des femmes de petite vertu, de comédiennes, des divas, et des cocottes parisiennes, il devient l'accessoire indispensable, arme absolue de séduction et symbole d'émanci-

Page de droite, de gauche à droite et de haut en bas :

Lanvin, *Le Rouge à lèvres*, années 1930.

Lucien Lelong, *Orgueil*, 1949.

Jean Patou, *Le Rouge à lèvres Patou*, années 1950.

Schiaparelli, *Atomic Red*, années 1960.

Elizabeth Arden, années 1950.

Stendhal, *Le Rouge Stendhal*, 1955.

Carven *Vert & Blanc* et *Chasse Gardée*, années 1950.

Marcel Rochas, *Femme*, années 1940.

Fernand Aubry, années 1945-1950.

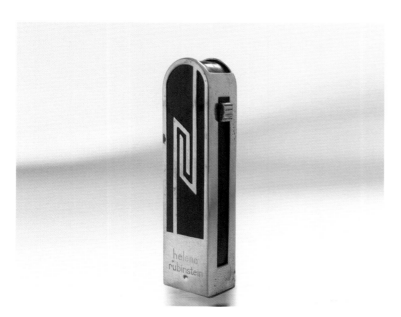

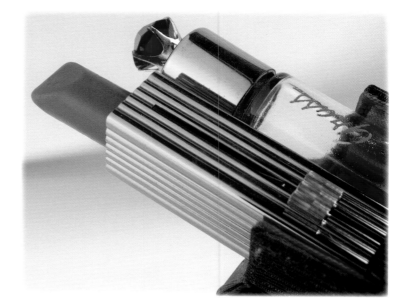

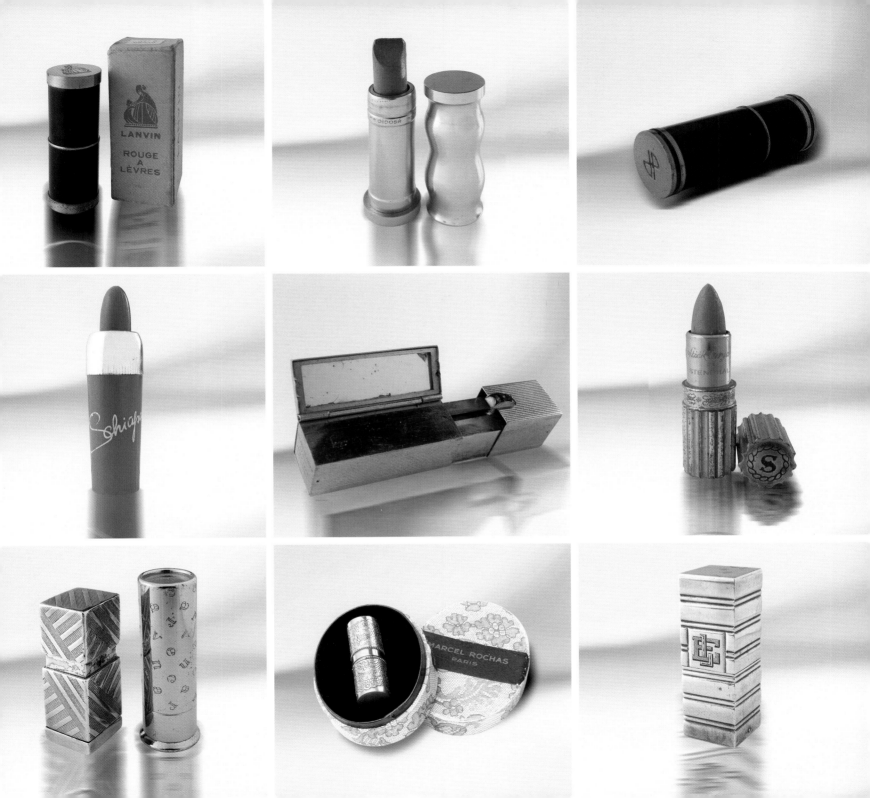

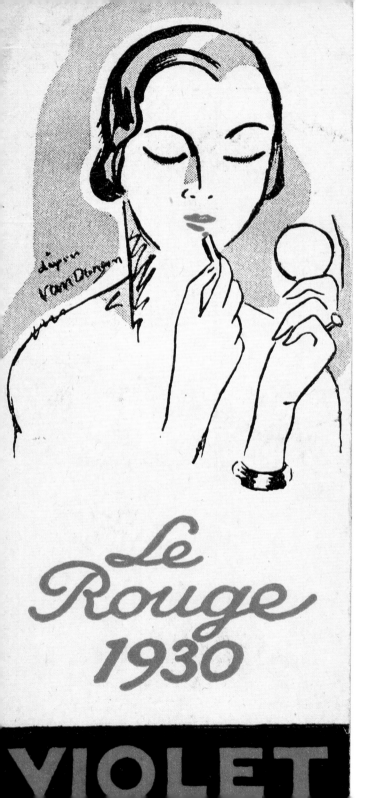

pation de la femme. Le carnet de bal, objet de galanterie du XIXe siècle, est abandonné au profit de l'étui de rouge à lèvres.

En 1927, Paul Baudecroux, chimiste-cosméticien, met au point le célèbre Rouge Baiser, un rouge indélébile marquant la tendre trace du baiser.

Suivant la tendance du maquillage, parfumeurs et couturiers proposent pour leurs clientes un rouge à lèvres, voire deux à trois différents rouges à lèvres. Coty, Houbigant, Guerlain, Lubin, L.T. Piver, Jeanne Lanvin, Jean Patou, puis plus tard Lancôme, Lucien Lelong, Schiaparelli, et Caron signent des collections de rouges à lèvres conditionnés dans des étuis assez sophistiqués.

Paul Baudecroux fait en France un triomphe avec son Rouge Baiser, alors qu'Elizabeth Arden avec deux rouges à lèvres fait l'unanimité aux États-Unis.

Durant la Seconde Guerre mondiale, Paris occupée par les Allemands subit des privations, des brimades, et des contingentements de toutes denrées et matières premières essentielles de la vie courante, alors qu'aux États-Unis, la politique de l'effort de guerre entraîne les femmes à s'engager dans l'armée. Toutefois, les Américaines malgré leur engagement militaire, préservent leur féminité en mettant du rouge à lèvres, ceci afin de stimuler le moral des troupes partant aux combats.

Avec cette obligation militaire de se faire belle, les femmes soldats honorent la patrie. Les grands noms du maquillage en particulier Revlon, Helena Rubinstein, Max Factor, et Elizabeth Arden s'associent à cet effort de guerre.

La guerre terminée, place à l'élégance, et vive la liberté retrouvée ! Paris dans l'euphorie de sa libération respire à nouveau et vibre à l'unisson d'une nouvelle génération de couturiers, de parfumeurs, et de cosméticiens.

En 1947, Christian Dior fait un triomphe avec sa première collection haute couture dans le sillage de son premier parfum *Miss Dior*. Deux ans plus tôt, Roger Thirion, chimiste-cosméticien amoureux des belles lettres d'Henri Beyle, lance son premier rouge à lèvres : le rouge *Stendhal*.

De nouvelles gammes de rouges à lèvres signées Carven, Marcel Rochas, et Fernand Aubry font le bonheur des femmes *New-Look* .

LA FEMME DÉCOMPLEXÉE PORTE LE ROUGE !

Accessoirisée, la Parisienne devient l'icône du bon goût français qui s'exporte bien, notamment aux États-Unis. La pâleur rosée du visage et l'intensité des lèvres demeurent la constante du maquillage sobre et lumineux très typique de cette époque.

Brigitte Bardot, *Le Rouge du succès*, 1960.

LIPSTICK: THE SYMBOL OF WOMEN'S LIBERATION

If the Frenchman Alexandre Bourjois created lipsticks for theatre actresses and women of easy virtue, the German Ludwig Leichner made them for the divas who sang the works of Richard Wagner. Grape colored for women on the stage in cabarets, pink for the elegant upper class women. Rose or Rosat was the name of the skin colored stick, the equivalent of today's Indian dermophyl. As a complement to make up, lip care became a preoccupation and Guerlain created the famous Baume de la Ferté, a lip balm to prevent chapped lips, still on the market today.

This strict social code suddenly disappeared after the first World War, a historical event that paved the way for the 20th century. Four years of war kept men away from civilian life, leaving women with new responsibilities and new challenges. Women's status was changing radically with the beating of the drum of the Suffragettes.

Women of the 20th century started to drive cars, smoke Virginia tobacco and later even fly planes or head companies like Harriet Hubbard Ayer, Helena Rubinstein, Elizabeth Arden and Nadine Payot, strong minded women in command of beauty empires.

The urchin style created a scandal in the Paris of the early 1920s, the era of the woman object had gone forever and the ethnic beauty of the black woman, incarnated by the bubbly Josephine Baker, came into the spotlight.

Make up progressively became part of women's daily lives: faces delicately powdered with a transparent, diaphanous complexion, with pink blushed cheeks, lashes colored with mascara, a scarlet red mout hand an urchin haircut.

Lipstick is no longer the privilege of women of easy virtue, actresses and singers, it has become the indispensable accessory, the absolute weapon of seduction and a symbol of women's liberation. The dance cards of 19th century chivalry have been replaced by lipstick.

In 1927, Paul Baudecroux, chemist and cosmetician, developed Rouge Baiser, the indelible rouge famous for its advertising in the form of a kiss.

Following this new fashion for make up, perfumers and fashion designers start bringing out different shades of lipstick. Coty, Houbigant, Guerlain, Lubin, L.T. Piver, Jeanne Lanvin, Jean Patou, and later Lancôme, Lucien Lelong, Schiaparelli and Caron sign their names to collections of lipstick packaged in sophisticated cases.

Paul Baudecroux's Rouge Baiser was a triumph in France and Elizabeth Arden two new lipsticks are a huge success meets with huge in the States.

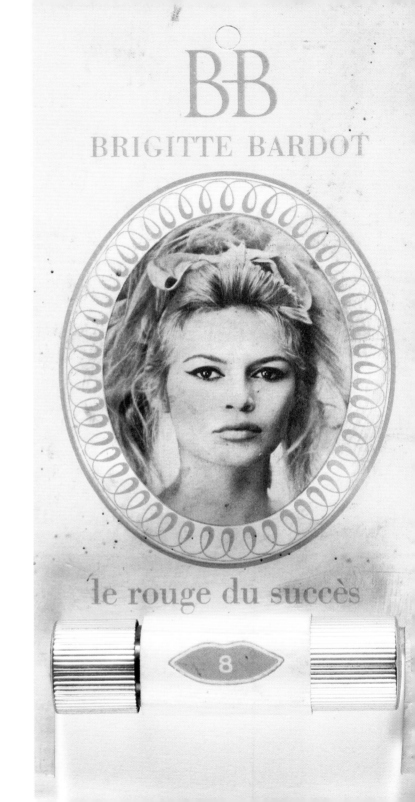

BB
BRIGITTE BARDOT

le rouge du succès

8

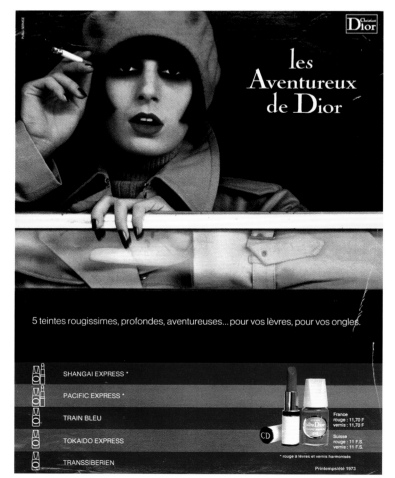

les
Aventureux
de Dior

5 teintes rougissimes, profondes, aventureuses... pour vos lèvres, pour vos ongles.

SHANGAI EXPRESS *

PACIFIC EXPRESS *

TRAIN BLEU

TOKAIDO EXPRESS

TRANSSIBERIEN

France
rouge : 11,70 F
vernis : 11,70 F

Suisse
rouge : 11 F.S.
vernis : 11 F.S.

* rouge à lèvres et vernis harmonisés

Printemps/été 1973

38

ronation Pink en l'honneur du couronnement d'Elizabeth II... Le nec plus ultra du chic pour sublimer la « majesté » des lèvres prêtes à donner un « royal » baiser. Grace Kelly, Ava Gardner, Audrey Hepburn, ou Martine Carol, et Brigitte Bardot deviennent les égéries de la beauté qui font rêver et qui enflamment les esprits.

Quant aux années 1960, elles sont celles de toutes les libertés et de toutes les revendications d'une génération de femmes : sans chapeau, sans gants, portant mini-jupe, sweater, et bottes, les femmes veulent être androgynes.

C'est à Londres que la révolution est dans la rue : l'inclassable Andy Warhol est à l'art pictural ce que Mary Quant est à l'art du maquillage.

Styliste tenant un discours provocant, Mary Quant propose à ses fans cinq teintes de rouge à lèvres hors normes : vert, jaune, bleu, marron, blanc, et noir... Vert à lèvres, jaune à lèvres, marron à lèvres, et blanc ou noir à lèvres... Un choc chromatique dans l'usage des cosmétiques.

À Paris, les convulsions de Mai 1968 et la vigueur d'une jeunesse contestataire redéfinissent le rôle de la femme. La liberté sexuelle et le féminisme militant modifient le comportement des jeunes filles et des jeunes femmes qui librement se maquillent : les yeux soulignés d'eye-*liner* et lèvres fardées de rouge redessinées au crayon sont à la mode.

Cette même année, les Parfums Christian Dior font appel à un styliste maquilleur au talent très affirmé : Serge Lutens. L'ère des « Make Up Artists » s'annonce dans le monde de la beauté.

En 1969, les Parfums Christian Dior développent et mettent sur le marché une gamme complète de maquillage comportant une collection de quarante différentes teintes de rouge à lèvres dont la base, la texture, et les teintes sont mises au point à cette époque par l'illustre maison Peggy Sage, dont le savoir-faire demeure toujours d'actualité.

La gamme de maquillage Christian Dior modulée en fonction des saisons et des tendances de la mode comporte l'originalité d'être numérotée et titrée avec des noms de teintes inédites. Chaque rouge à lèvres comporte son numéro et son nom, un concept cher à Serge Lutens qui fait du maquillage Christian Dior une institution de l'élégance. Comme la haute couture, il crée deux collections de maquillage par an jusqu'en 1980. On se souviendra de l'une des teintes les plus prisées pour l'été, le n°446 *Rouge Fulgur*, de la collection *Les Tartares* dont le visuel relève d'un monde fantastique,

Comme dans les années 1930, le rouge à lèvres doit être dans la mesure du possible coordonné à la tenue vestimentaire. Les couturiers étant entrés dans l'univers du parfum, il est donc bien légitime et cohérent de proposer à leurs clientes un rouge à lèvres maison. Elsa Schiaparelli, la grande dame du Surréalisme en couture, ainsi que Gabrielle Chanel, avaient compris qu'il était essentiel de créer le rouge à lèvres maison pour fidéliser ses clientes.

Les mariages du Gotha et des stars du 7e art font rêver les foules : Rita Hayworth et l'Aga Khan, Soraya et le Shah d'Iran, ou encore Fabiola et le roi Baudoin... des évènements qui inspirent le monde du luxe. Helena Rubinstein crée une teinte de rouge à lèvres qu'elle baptise Co-

During the Second World War, occupied Paris sees the rationing of all sorts of produce and raw materials essential to daily life, while in the United States, the war effort encourages women to join the army. In spite of their military engagement American woman manage to stay feminine by using lipstick to build the morale of the troops off to war.

With an almost military obligation to look beautiful, women soldiers honour their country. The big names in make up such as Revlon, Helena Rubinstein, Max Factor and Elizabeth Arden start to take part in the war effort .

Once the war was over, the road was clear for new found elegance and new found freedom! In the euphoria of liberation Paris came back to life and a new generation of fashion designers, perfumers and cosmeticians was born.

In 1947 Christian Dior's first Haute Couture collection was a triumph followed by the success of his very first perfume, Miss Dior. Two years earlier, Roger Thirion, chemist-cosmetician, a fervent admirer of Henri Beyle, launched his first lipstick, Stendhal Red.

New ranges of lipstick signed Carven, Marcel Rochas and Fernand Aubry became the rage of the "New Look".

WOMEN SAY GOODBYE TO THEIR INHIBITIONS!

The Parisian woman became the icon of French taste, extremely popular in the United States. A pale pink complexion and intense colored lips were the basis of the simple but luminous make up style so typical of this time period.

Just like in the 1930s, lipstick was coordinated with clothes. Dress designers were already making their own perfume so the next step was to provide their own lipstick and cosmetics.

Elsa Schiaparelli, the great lady of Surrealism in fashion design and Gabrielle Chanel both realized how essential it was to create their own lipstick and further seduce their clients.

Weddings between royalty and cinema stars made women starry eyed. Rita Hayworth and the Aga Khan, Soraya and the Shah of Persia or Fabiola and King Baudoin...events which inspired the world of luxury. Helena Rubinstein brought out a shade of lipstick called Coronation Pink in honor of the crowning of Elizabeth II... the ultimate luxury of lips ready for a royal kiss. Grace Kelly, Ava Gardner, Audrey Hepburn or Martine Carol and Brigitte Bardot were the queens of beauty and every woman wanted to look like them.

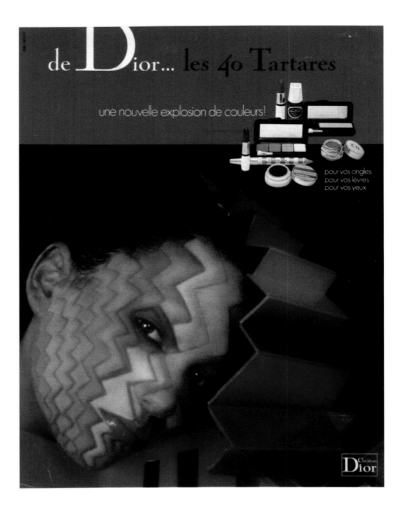

As for the Sixties, these were the years of every liberty and the answer for a whole generation of women: no more hats, no more gloves, wearing mini skirts, sweaters and boots, women want to get rid of their sexual identity.

It was in the streets of London that the revolution took place: the unclassifiable Andy Warhol is to pictorial art what Mary Quant is to the art of make up. A provocative stylist, Mary Quant gave her fans five new, very out of the ordinary, shades of lipstick; green, yellow, blue, brown, white and black... a chromatic shock for the world of cosmetics.

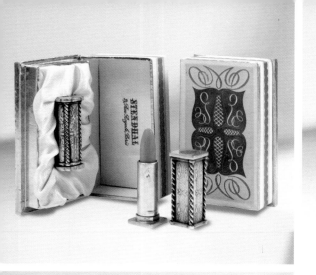

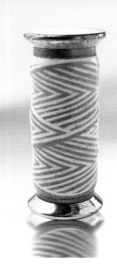

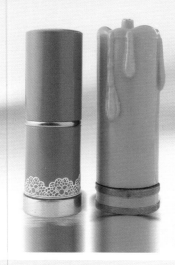

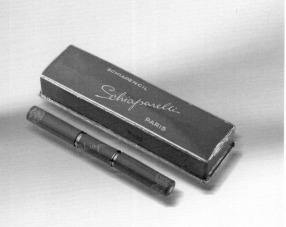

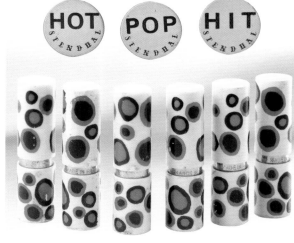

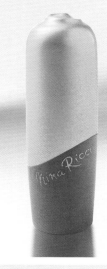

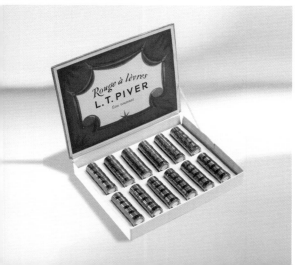

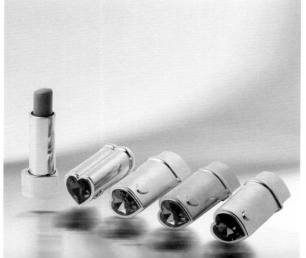

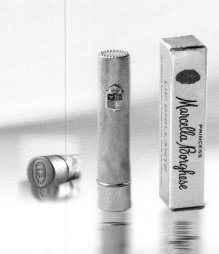

Stendhal, *Rouge Charmant*, 1945.

Carven, *Robe d'un Soir – Soie de Carven*, 1945-1950.

Schiaparelli, *Shocking*, 1938 et *Sleeping*, 1939.

Schiaparelli, *Schiapencil*, années 1950.

Stendhal, années 1974-1975.

Nina Ricci, années 1990.

L.T. Piver, coffret publicitaire de douze étuis de rouge à lèvres, années 1930.

Yves Saint Laurent, *Love*, années 1990.

Princess Marcella Borghese, années 1960.

et de la collection *Les Aventureux* dont les rouges à lèvres et vernis à ongles nous ont fait voyager avec ces noms de trains mythiques : *Transsibérien, Train Bleu, Tokaido Express, Shanghai Express, Pacific Express.*

En 1975, Stendhal ose proposer aux Françaises quatre rouges à lèvres *Pop'Art* dans le même style que Mary Quant : un bleu, un jaune, un vert, et un marron, chaque teinte ayant respectivement les noms de *Top, Hit, Pop et Hot* présentés dans leur étui orné d'un motif digne de Juan Miró. La couleur chocolat pour les lèvres fait probablement référence à la mode ethnique, les premiers mannequins noirs comme la célèbre Katoucha faisant la une des défilés haute couture d'Yves Saint Laurent et de Paco Rabanne.

Charles Revson, fondateur de Revlon, ayant signé une licence avec la princesse italienne Marcella Borghese, lance en 1973 une gamme de vingt-quatre différentes teintes de rouge à lèvres vives et chatoyantes. « Trouver vos couleurs, votre style, soyez vous-mêmes et non une autre. Il n'y a pas de femmes laides, il n'y a que des femmes qui ne se connaissent pas » affirme la princesse qui considère le maquilla-

In Paris, the convulsions of May 1968 and the strength of contesting youth redefined the role of women. Sexual liberty and feminine activists modify the behavior of young girls and women who used make up freely: eyes changed with eyeliner and lips made up with rouge and redesigned with a lip liner are all the fashion.

That same year, Parfums Christian Dior called on a very talented stylist and make up artist: Serge Lutens. The era of the make up Artist in the world of beauty had begun.

In 1969 Parfums Christian Dior, introduced a collection of 40 different shades of lipstick with a base and texture put together by the illustrious house of Peggy Sage, whose knowhow still remains an actuality.

The Christian Dior make up range changed according to the seasons and fashion and each lipstick had its own number and name, a concept dear to Serge Lutens who made Christian Dior make up into an institution of elegance. Just like the Couture House, he created two make up collections every year up until 1980. Everyone remembers the famous number 446 Rouge Fulgur from the fantastic world of The Tartars and The Adventurers collection with lipstick and nail enamel named after mythical trains like the Trans Siberian, the Train Bleu, the Tokaido, Shanghai or Pacific Express..

In 1975, Stendhal followed in Mary Quant's footsteps with four Pop Art lipsticks in blue, yellow, green and brown called Top, Hit, Pop and Hot presented in a case with a Juan Miró like design. Chocolate colored lipstick was probably a reference to ethnic fashion and the first black models like the famous Katucha, part of the Yves Saint Laurent and Paco Rabanne Haute Couture shows.

Charles Revson, founder of Revlon, signed a contract with the Italian princess, Marcella Borghese, and launched in 1973 a range of 24 different shades of bright and shimmering lipsticks. "Find your own colors, find your own style, be yourself and not someone else. There is no such thing as an unattractive woman, there are only women who don't know themselves well enough" said the Princess who considered make up to be the consecration and identity of every woman

In 1975 Chanel created their first make up line with an elegant selection of lipsticks in memory of Mademoiselle who in 1930 had launched a lipstick with the same name as one of her perfumes, Ivory.

Three years later Yves Saint Laurent would join the world of beauty and make up, with sumptuous, silky textures and bright colored lipsticks which were the talk of every fashion journalist around the world.

ge comme une affirmation de l'identité de toute femme.

En 1975, Chanel crée sa première ligne de maquillage comportant une élégante sélection de rouges à lèvres, en souvenir de Mademoiselle qui en 1930 avait lancé un rouge à lèvres portant le nom d'un de ses parfums : le rouge à lèvres *Ivoire*. Trois ans plus tard, Yves Saint Laurent rejoint le monde de la beauté et du maquillage, la texture soyeuse et les couleurs vives des rouges à lèvres étant remarquées par les journalistes de la mode.

À partir de 1980, les lèvres brillent de mille feux car le fameux *gloss* inventé par Max Factor à Hollywood en 1928 est de plus en plus plébiscité par les femmes. Venant compléter le rouge à lèvres, le *gloss* est devenu d'année en année un incontournable du maquillage. Aujourd'hui, le *gloss* connait un franc succès auprès des jeunes générations de femmes à tel point qu'il a pris la première place en terme de vente de cosmétiques au détriment de l'institutionnel rouge à lèvres. Progressivement le crayon à lèvres est supplanté par le gloss qui donne plus de volume et de sensualité aux lèvres.

En 1982 nait la marque japonaise de cosmétiques Shu Uemura, nom d'un cosméticien japonais qui dans les années 1960 avait commencé sa carrière de maquilleur sur les plateaux de tournage à Hollywood. Le Japon, dont les lèvres « papillons » fardées de rouge des geishas sont inoubliables, a toujours su préserver ses traditions du maquillage. Ce rouge pour les lèvres si particulier remonte au IXe siècle avant J.C. Sa composition est à base de pigments naturels dérivés d'une plante nommée *beni-bana*.

En 1986, Guerlain fait concevoir les premiers raisins bicolores et lance en 1990 le luxueux étui rechargeable *Météorites*. En 1988, Givenchy rejoint le monde du maquillage avec sa ligne de rouges à lèvres très élégants.

L'avènement du nouveau millénaire avec la tragédie du 11 septembre 2001 et la nouvelle dimension contemporaine de l'être humain dans notre société occidentale urbanisée ont modifié le regard de ces dernières générations de femmes et d'hommes.

L'être « métrosexuel », nouvelle identité née de ce changement d'époque, et de l'évolution des mentalités en Europe et en Amérique du Nord, brise les valeurs traditionnelles, instaure de nouvelles images, et redéfinit les relations entre hommes et femmes. C'est dans cette logique que la beauté au masculin devient un nouveau défi. La femme ayant pris certains pouvoirs, une quête d'une nouvelle identité masculine s'impose...

By 1980, lips were in the spotlight again and the famous gloss invented by Max Factor in Hollywood in 1928 was more popular than ever. Used over lipstick, lip gloss had become more and more an essential part of women's make up.

These days, lip gloss is extremely popular with the younger generations, so much so that it has taken over the first position in terms of cosmetic sales at the expense of classic lipstick. Progressively lip pencils have been replaced by gloss which plumps up the lips and makes them more sensual.

The year 1982 saw the arrival of the Japanese cosmetic brand Shu Uemura, a make up artist who started his career in Hollywood in the 1960s.

The red butterfly shaped lips of the geisha are unforgettable and Japan has always kept its make up traditions. This special lip rouge goes back as far as the 9th century A.D and has a base of natural pigments from the "beni-bana" plant.

In 1986 Guerlain launched its first bicolor lipsticks and then in 1990 the luxurious and refillable "Météorites".

In 1988 Givenchy joined the world of make up with a highly elegant range of lipstick

The arrival of the new millennium and the 11, september tragedy has given our western industrialized civilization a new contemporary dimension and radically changed the way the recent generations of men and women look at things.

A new identity has arrived with this change of era and the evolution of the mentality in Europe and North America, which has shattered traditional values, installed new images and redefined the relationships between men and women. This is one of the reasons masculine beauty has become a new challenge. Women have assumed new powers and a quest for a new masculine identity is now under way.

ROUGE À LÈVRES POUR HOMME, UN DÉLIRE, UNE PROVOCATION !

Il fallait bien en arriver là. Jean-Paul Gaultier, couturier ayant osé faire porter la jupe aux hommes, a fracassé le mythe du macho pour nous proposer une « mâlitude branchée ». *Le Mâle, tout beau, tout propre*, ligne de cosmétiques pour homme lancée en 2003 provoque, dérange, ou fait rire ou sourire. Le sourire aux lèvres, Jean-Paul Gaultier a voulu le magnifier avec un trio de rouges à lèvres pour homme.

Non messieurs, soyez rassurés, car en fait il s'agit de baumes légèrement teintés pour les lèvres afin de les hydrater et de les embellir sans aucune volonté de les farder.

Messieurs, soyez beaux pour vous-mêmes, pour l'élu(e) de votre cœur, bien dans vos têtes, bien dans vos baskets! Tout n'est qu'en trompe-l'œil pour ne pas dire «trompe lèvres»… «beau comme un monsieur» est le leitmotive de Jean-Paul Gaultier qui n'a certainement pas fini de nous surprendre.

LIPSTICK FOR MEN, DELUSION OR SIMPLE PROVOCATION?

It had to happen. Jean-Paul Gaulthier, the designer who dared to dress men in skirts, has shattered the chauvinist myth and provided men with a totally new identity. "Le Mâle, tout beau, tout propre", a range of men's cosmetics launched in 2003 provoke, upset, or simply make people laugh. With a smile on his lips, Jean Paul Gaultier wanted to go even further with a trio of lipsticks for men.

No gentlemen, don't worry, they are only lightly tinted lip moisturizers not intended to color your lips!

Gentlemen, this is beauty just for you or the chosen one in your life, just to make you look good and feel good. After all, life is just an illusion…

Jean Paul Gaultier will no doubt continue to surprise us.

43

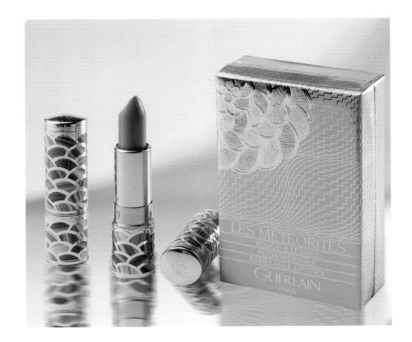

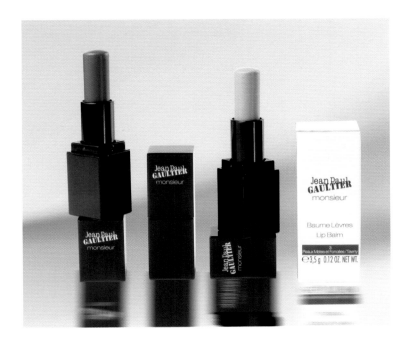

L'étui de rouge à lèvres, un objet nommé désir...

Lipstick, an object named desire...

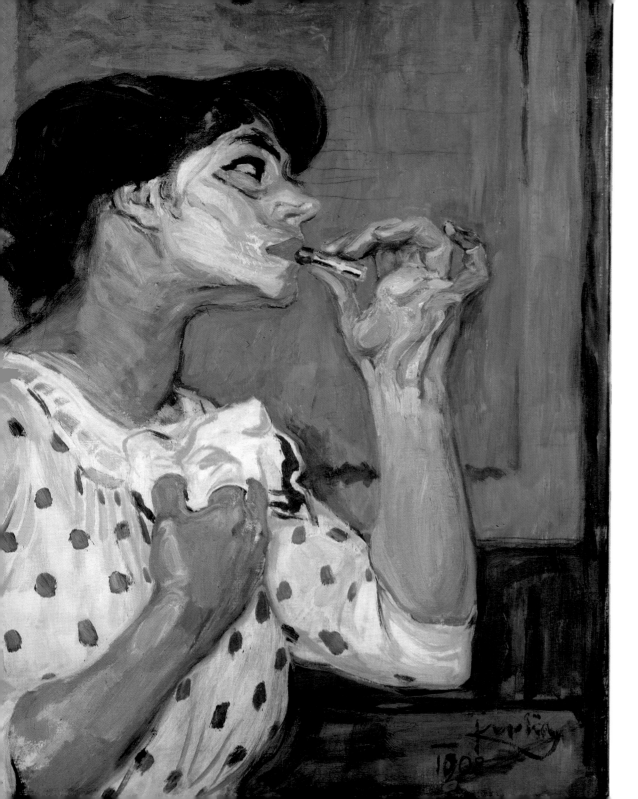

Frantisek Kupka (1871-1957),
Le rouge à lèvres II, 1908.

Musée d'art moderne et contemporain de Strasbourg.
Dépôt du MNAM.
Photo Musées de la Ville de Strasbourg, M. Bertola.

Liquide ou en pâte onctueuse, le rouge à lèvres, jusqu'aux années 1880, est conditionné soit dans des fioles en verre, soit en petits pots en porcelaine de Paris parfois richement décorés de motifs floraux, le nom du parfumeur étant discrètement mentionné soit sous leur couvercle, soit sous leur base.

La mise au point du raisin par les ingénieurs-chimistes intervient au même moment que l'invention brevetée de l'étui cylindre en métal blanc à bouton poussoir. D'après les archives maison, Guerlain aurait été parmi les premiers parfumeurs à concevoir et à commercialiser un raisin en tube joliment dénommé *Ne M'oubliez pas*.

Pratique et hermétique, le bâton de raisin contenu dans cet étui permet une application de rouge sur les lèvres en quantité voulue, sans tâcher les vêtements, et sans se rougir le bout des doigts. Une nouvelle gestuelle du rouge à lèvres est née !

In liquid form or as a pomade, up until 1880 lip rouge was packaged in glass vials or in small china jars, often richly decorated in floral motifs, with the name of the perfumer under the lid or on the base.

The development of lipstick came about at the same time as the patented invention of the white metal push button cylinder. According to their archives, Guerlain was one of the first to produce and market a lipstick called *Forget Me Not* in this type of presentation.

Practical and airtight, lipstick in a tube was easier to apply in the right quantity, avoided staining clothes and didn't leave the tip of the finger all red! That familiar and so feminine gesture of putting on lipstick was born!

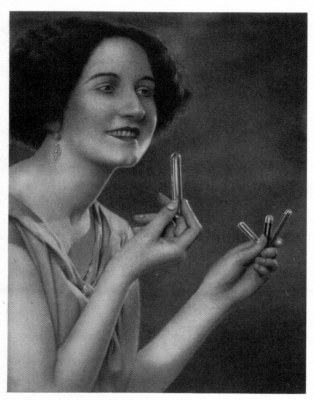

LES ÉTUIS A FARDS
DE
E. BLONDY

16, RUE SAINT-FARGEAU · PARIS (20ᵉ)

Publicité, pour les établissements Blondy,
parue en 1925 dans la *Revue des Marques* de la Parfumerie,
lors de l'Exposition des Arts Décoratifs à Paris.
Advertising for the Blondy company, in 1925 in the *Review of Perfume* issued
during the Decorative Arts Exhibition.

Alexandre Bourjois, le parfumeur cosméticien qui fournit les théâtres et les cabarets de Paris, se fait remarquer avec son étui de *Rouge Elektra*. Le terme *Elektra* tout comme les mots « électrique » et « radiant » font bien entendu allusion au nouvelles énergies découvertes au tout début du XXᵉ siècle, la Fée Électricité durant l'Exposition Universelle de 1900 et la découverte du radium par Marie Curie en 1898 ayant marqué les esprits.

En 1915, un certain Maurice Lévy invente aux États-Unis l'étui cylindre coulissant ou tournant, une innovation dans le conditionnement du raisin à lèvres. Les parfumeurs dès lors peuvent choisir entre ces deux inventions.

L'étui de rouge à lèvres ayant la qualité d'être rechargeable va ainsi faire l'objet de prouesses techniques brevetées, et de défis esthétiques surprenants mariant l'artisanat et l'industrie. Laiton, métal blanc, plaqué argent ou plaqué or, bakélite, bois, plastique, résine, or, argent, pierres précieuses ou fantaisies, l'étui à bouton poussoir ou à mécanisme tournant coulissant se décline en fonction des modes et de l'identité des marques de cosmétiques.

Plusieurs industriels basés à Paris et en région parisienne s'illustrent par leur savoir-faire hors pair : les établissements E. Blondy, la maison J.F. Fouinat, la société Berlan Lederlin & Compagnie, puis plus tard les établissements Léon Reboul et son concurrent allemand Oekametall à Bamberg en Bavière. Pressage, estampage, finition, polissage, galvanoplastie, cuivrage, nickelage et argenture sont les spécialités des établissements E. Blondy, fondés en 1874. Gravure, ciselure, étirage, emboutissage, émaux spéciaux, et bijouterie, avec à la clef la conception des outillages, demeurent les domaines de prédilection de la société Berlan Lederlin & Compagnie, maison fondée en 1867 plus connue de nos jours sous la raison sociale de Pivaudran.

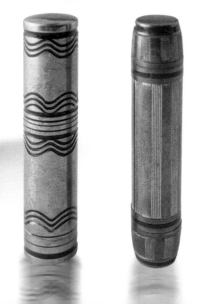

Houbigant, années 1920.
Coty, années 1920.

Oekametall, page extraite du catalogue des différents
modèles d'étuis de rouge à lèvres de la maison, années 1950.
Oekametall. Page from their lipstick case catalogue, 1950s

Alexandre Bourjois, perfumer and cosmetician, supplied Paris theatres and cabarets in lipstick and became famous with his *Rouge Elektra*. The word Elektra, just like the words electric and radiance alluded to new types of energy discovered at the beginning of the 20th century, the lights of the Universal Exhibition of 1900 and the discovery of Radium by Marie Curie in 1898 left a lasting impression. In the United States in 1915 Maurice Lévy invented a sliding or turning cylindrical case, an innovation in lipstick packaging. Perfumers now had two inventions to choose from.

Refillable lipstick cases became the subject of patented technical breakthroughs and were often an aesthetic challenge that combined craftsmanship as well as industrial know how. Brass, white metal, silver or gold plate, bakelite, wood, plastic, resin, gold, silver, precious or imitation jewelry, with push button or swivel mechanisms were used according to the current fashion and the cosmetic brand.

Several industrials based in and around Paris became famous for their technical know how: E. Blondy, J.F. Fouinat, Berlan Lederlin & Company and later on Léon Reboul and their German competitors Oekametall of Bamberg in Baveria.

Pressing, stamping, finishing, polishing, electrotyping, brass, nickel and silver plating were the specialties of E. Blondy, founded in 1874. Special tooling made for engraving, chasing, drawing and embossing as well as special enamels and jewelry setting were the specialties of Gerlan Lederlin & Company founded in 1867 and better known today as Pivaudran.

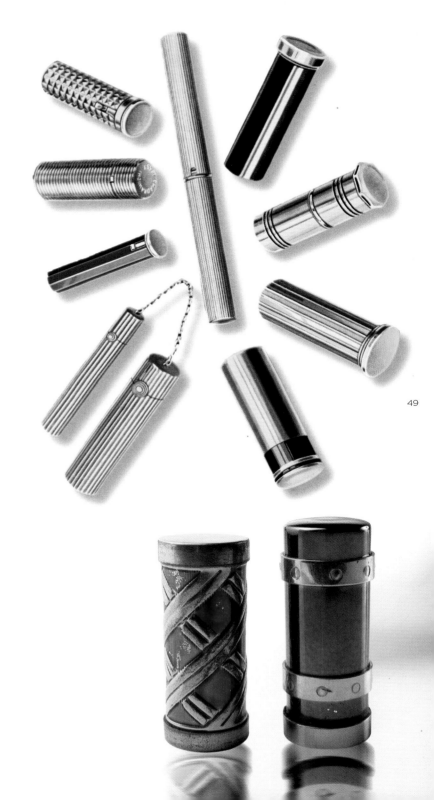

49

Lancôme, années 1950

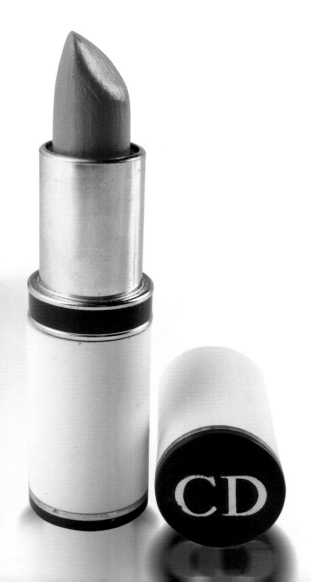

Christian Dior, *Rouge Dior*, 1971.

LÉON REBOUL,
DU PORTE-PLUME À L'ÉTUI DE ROUGE À LÈVRES…

Fondée en 1921, les ateliers Reboul se font remarquer par leur savoir-faire artisanal spécialisé en instruments d'écriture (porte-plumes et porte-mines). L'entreprise familiale prend un véritable essor à partir de 1945 en développant l'activité de conditionneur de cosmétiques de luxe. Fabriquant des emballages en cuivre ou en laiton poli et verni, Reboul exploite à partir de 1952 ses premiers brevets de systèmes d'étuis de rouge à lèvres.

En 1961, Reboul fait l'acquisition d'une des usines Lancôme à Cran-Gevrier sur les bords du lac d'Annecy, et se positionne comme leader sur le marché de la fabrication d'étuis de rouge à lèvres. Depuis cette date, l'entreprise n'a cessé de développer ses métiers dans l'emballage cosmètique.

Racheté en 1992, par le groupe britannique Rexam, leader mondial de l'emballage des produits de consommation, Reboul a été la clef de voute de la création de son pôle emballage cosmétique.

Avec 25 % de part de marché, Rexam est aujourd'hui le leader mondial sur le segment du maquillage des lèvres et produit des rouges à lèvres en France, au Brésil et en Chine pour accompagner ses grands clients à l'international.

C'est donc d'abord sur le site de Cran-Gevrier que le savoir-faire s'est développé autour de la transformation et du décor du métal.

Initialement, les matières utilisées sont le laiton, l'aluminium, l'inox, l'acier et le maillechort.

C'est ensuite depuis les sites bourguignons de Tournus et Simandre que Rexam a trouvé, dans les années 1980, un nouveau relais de croissance autour de la transformation et du décor des matières plastiques. Les technologies utilisées sont alors : la métalisation sous vide, le vernissage UV, le décapapage laser et la tampographie.

La recherche et développement restent les préoccupations majeures chez Rexam.

Nombreux sont les brevets de mécanismes d'étuis et de procédés industriels de décoration qui ont été déposés et exploités.

Encore aujourd'hui, le mécanisme de rouge à lèvres *R2000* fait la renommée du groupe par la qualité de son fonctionnement et le remarquable confort d'utilisation pour la consommatrice.

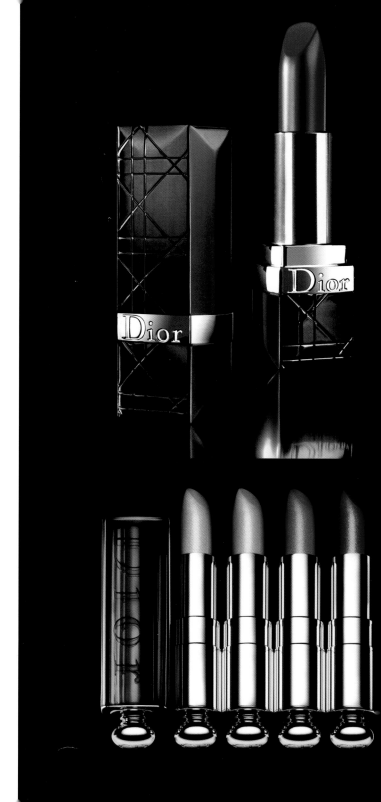

En haut : Christian Dior, *Rouge Lady Dior*, 2008.
En bas : Christian Dior, *Dior Addict*, 2001.

LEON REBOUL, FROM PENHOLDERS TO LIPSTICK CASES

Founded in 1921, Reboul became famous for their craftsmanship in the production of writing instruments (pens and propelling pencils). The family business rapidly developed from 1945 onwards when they started to produce luxury cosmetic packaging. Manufacturing cases in polished and varnished copper and brass, Reboul started to market its own patented lipstick case systems in 1952.

In 1961 Reboul acquired one of the Lancôme factories in Cran-Gevrier near Lake Annecy, and became the leader of the lipstick case manufacturing market. Since that time, the company has continued to grow and now manufactures all types of cosmetic packaging.

Taken over in 1992 by the British group Rexam, global leader in consumer packaging, Reboul was the key in the creation of its cosmetic packaging sector.

With a 25% market share, Rexam is today the world leader in the lip make up sector and produces lipstick in France, Brazil and China in order to cater for all areas of the international cosmetic market.

It was at the Cran-Gevrier site where new technologies were developed in metal transformation and decoration.

Originally, brass, aluminum, stainless steel, steel and nickel silver were the materials used.

It was in its Tournus and Simandre sites in Burgundy during the 80s that Rexam found a new area of development in the transformation and decoration of plastics. It was here that technologies such as vacuum plating, UV varnishing, laser stripping and tampo printing were developed.

Research and development remain Rexam's main preoccupation. A large number of case mechanism patents and industrial decoration procedures have been registered and put into use.

The R2000 lipstick mechanism continues to reinforce Rexam's reputation for excellence in the quality of their products and the remarkable ease of use these products provide for the consumer

More recently Rexam has increased its research work on the decoration of plastics such as the breakthrough new surface treatment, Illusion. Always in search of innovation and constantly in tune with the needs

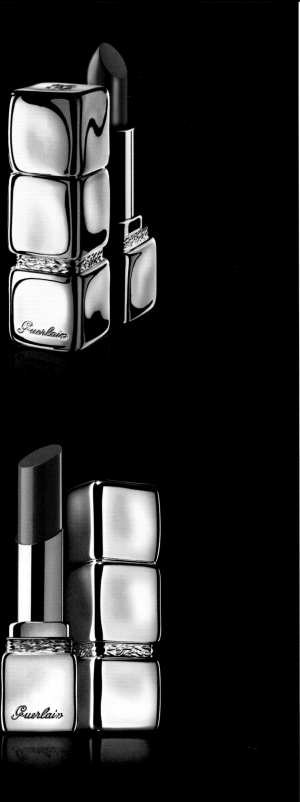

Plus récemment, Rexam a accéléré ses travaux de recherches autour du décor des matières plastiques tel que le traitement de surface *Illusion* et s'est doté d'une plateforme d'innovation pour anticiper les besoins des consommatrices et leurs modes de vie.

Ainsi c'est en mariant étroitement traitement de surface, décoration, travail des métaux et injection plastique que Rexam permet de transformer les rêves des créateurs en objets d'exception.

LE ROUGE S'HABILLE EN REXAM :

L'étui *Signature* conçu pour Estée Lauder comporte quatre pièces en laiton poli-vernies, et une pièce en acier. Sa forme à trente cannelures et son assemblage complexes en font un véritable bijou.

La personnalisation et le style font partie des innovations industrielles Rexam : Le fameux *Kiss-Kiss* de Guerlain dessiné par Hervé Van der Straeten, et l'étonnant *rouge-miroir* dessiné par Pablo Reinoso témoignent de la créativité contemporaine d'étuis.

L'effet métallisation par le procédé breveté MetaReflect et l'effet nacré du procédé breveté Opalis de Rexam ont permis de réaliser d'après le design de Thierry de Baschmakoff la série des étuis *Dior Addict* de Christian Dior.

La puissance industrielle de Rexam s'explique par la complémentarité des métiers des métaux et des plastiques de qualité.

De grands noms du Luxe et du secteur de la Beauté français ou internationaux ont fait confiance à cet important groupe industriel, en particulier Giorgio Armani, Lancôme, Shu Uemura, et la maison brésilienne Natura.

Si les étuis contemporains sont magnifiés par des effets de matières et par un design épuré, les étuis anciens s'expriment par un langage pluriel de la forme... Fétiches, kitsch, modernistes, animaliers, précieux, princiers, ou monuments, la stylisation des étuis de rouge à lèvres illustrent l'imagination débordante des artistes, designers, et artisans du luxe, complices des industriels de l'emballage sans lesquels rien n'aurait plus être réalisé.

of the consumer and their lifestyles, Rexam can always tell exactly what the customer wants.

It is by closely combining surface treatment, decoration, metal work and plastic injection that Rexam is able to transform creative designs into objects of exception.

R FOR ROUGE AND R FOR REXAM

The Signature case, designed for Estee Lauder, includes four pieces in polished varnished brass and one in steel. This slim, sleek form with its 30 flutes is a complex production that has turned this lipstick case into a real jewel.

Personalization and style are an essential part of Rexam's industrial innovations. The famous Kiss-Kiss by Guerlain designed by Hervé Van der Straeten, and the astonishing Rouge Miroir designed by Pablo Reinoso are examples of the contemporary creativity of their lipstick cases.

The metal effect obtained with the patented procedure MetaReflect and the transparent shine developed with Opalis by Rexam was very much a part of the success of the Christian Dior "Dior Addict" series designed by Thierry de Baschmakoff.

Rexam's industrial power is very much due to their technical expertise in the treatment of high quality metals and plastics. Many major names in the field of luxury goods and the French and international beauty business work with this important industrial group including Giorgio Armani, Lancôme, Shu Uemura, and the Brazilian company Natura.

While modern lipstick cases are becoming more and more luxurious with the use of high technology materials and more streamlined designs, old fashioned lipstick cases can be described in many different ways... Talisman, Kitsch, Contemporary, Animal shaped Precious, Princely or Awe Inspiring. But the style used for lipstick cases only goes to show the extraordinary imagination of artists, designers and luxury craftsman who work hand in hand with the packaging industry. Without them nothing would be possible.

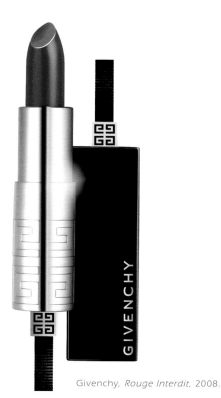

Givenchy, *Rouge Interdit*, 2008.

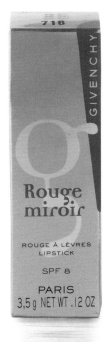
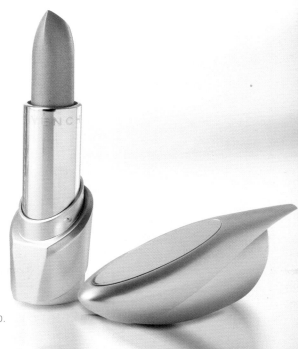

Givenchy, *Rouge Miroir*, 2000.

Giorgio Armani, *Black gem, Noël, 2006.*

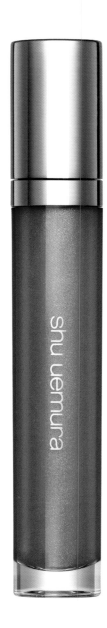

Shu Uemura, *Gloss Unlimited, 2007.*

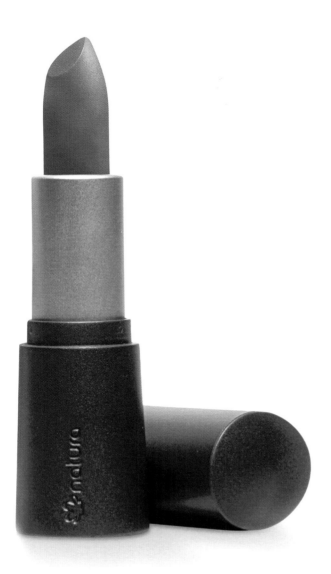

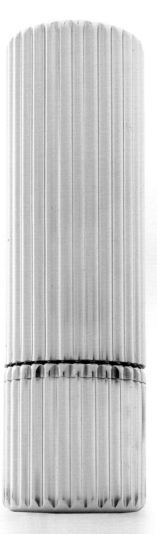

Natura, *Diversa*, 2006.

Estée Lauder, *Signature*, 2007.

ÉTUIS « FÉTICHES »

Amulette ou porte-bonheur, l'étui de rouge surprend par son design. La mode de l'exotisme, le prestige des Jeux olympiques de Paris en 1924 et le succès retentissant de l'Exposition Coloniale Internationale de Paris en 1931 inspirent certaines maisons de cosmétiques : Hemsey, marque dont l'historique n'a pu être encore retracé, lance trois différents étuis en métal blanc avec capsule en bakélite teintée imitant certaines pierres dures comme le jais, le jade, ou le corail pour conditionner ses raisins. En forme de mandarin, de bonze, ou d'un Hercule stylisé, l'étui fait ainsi voyager la parisienne de ces années folles. La maison espagnole Dana, créée en 1932, suit cette tendance ethnique avec sa collection de rouges africanistes, chaque teinte portant des noms typiquement africains, l'étui se présentant sous forme d'une statuette africaine.

Aux États-Unis à partir des années 1940, la mode de l'étui-fétiche est reprise par Tattoo, marque américaine de rouges à lèvres basée à Chicago, dont la capsule de l'étui en métal blanc gravé est illustrée de danseuses hawaïennes, une façon de commémorer le rattachement de ces îles du Pacifique aux États-Unis conclu en 1900. Entre 1961 et 1962, Revlon remet à la mode l'étui de rouge à lèvres en forme de figurine dénommé *Couturine Doll Lipstick*, nom amusant qui semble faire référence au nécessaire de couture pour le voyage contenant du fil à coudre et des aiguilles. En laiton et en résine thermoformée, gainé de tissus polychrome et satin, l'étui « poupée » rechargeable est un charmant bibelot décorant la coiffeuse de Madame…

Tout dernièrement, en 2007, Anna Sui, créatrice américaine de mode, agrémente ses collections de prêt-à-porter et sa gamme de parfums avec un rouge à lèvres très glamour en édition limitée, baptisé *Dolly Girl on the Beach*, l'étui au graphisme naïf et coloré s'inspirant des célèbres poupées russes *matriochka*, et des poupées familiales du Japon du XIXᵉ siècle.

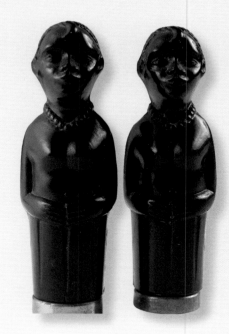
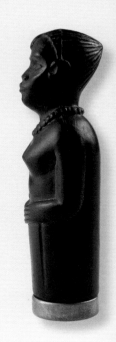

Dana, 1937-1938.

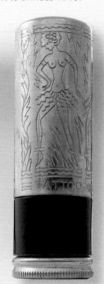

Tattoo, années 1940.

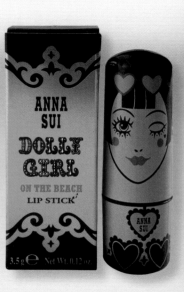

Anna Sui
Dolly Girl on the Beach, 2007.

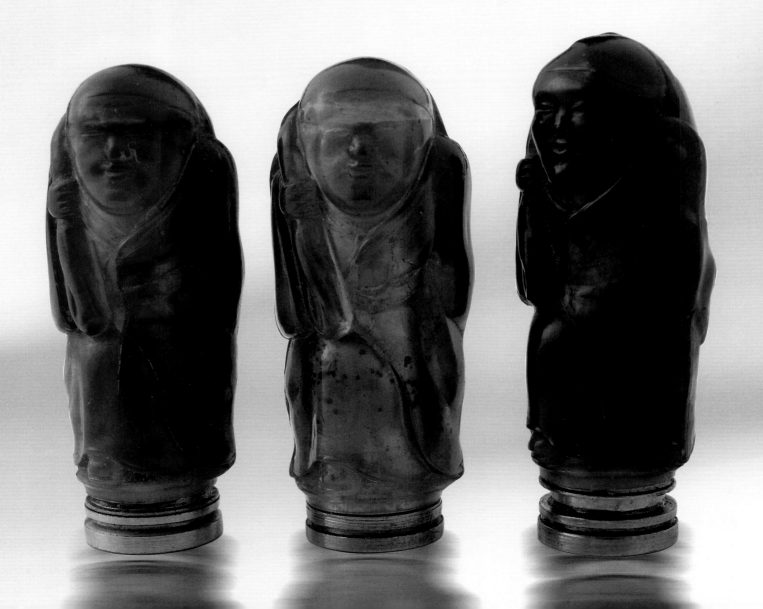

Hemsey, *Rouge Dièze*, années 1920.

TALISMAN CASES

Talisman or lucky charm, some of the designs for vintage lipstick cases are astonishing. The world of exoticism, the prestige of the Olympic Games in Paris in 1924 and the incredible success of the International Colonial Exhibition in Paris in 1931 were the inspiration for several cosmetic houses: Little is known about the cosmetics firm called Hemsey, but they did launch three different lipstick cases in white metal with a colored bakelite cap using imitation jet, jade or coral. The Mandarin, Bonze and Hercules lipstick cases sparked off the imagination of the Parisian of the 1930s.

The Spanish company Dana, created in 1932, followed this ethnic trend with a collection of African reds, each shade with a typically African name in a compact in the form of an African statue.

In the United States, at the beginning of the 1940s, Tattoo, an American brand of lipstick based in Chicago followed the same trend. They engraved Hawaiian dancers on their white metal lipstick cap to commemorate the Pacific Islands becoming part of the United States in 1900.

Between 1961 and 1963 Revlon brought the lipstick holder back into fashion in the form of a small figurine called the Couturine Doll Lipstick, an amusing name which seems to refer to a travel kit containing needle and thread, In brass and thermoformed cellulose sheathed in polychrome and satin, this refillable lipstick case became a charming curio for any dressing table.

More recently, in 2007, Anna Sui, an American fashion designer, added a very glamorous, limited edition lipstick to her ready-to-wear collections and perfume range. Dolly Girl on the Beach is a design inspired by the famous Russian Matriochka and 19th century Japanese dolls .

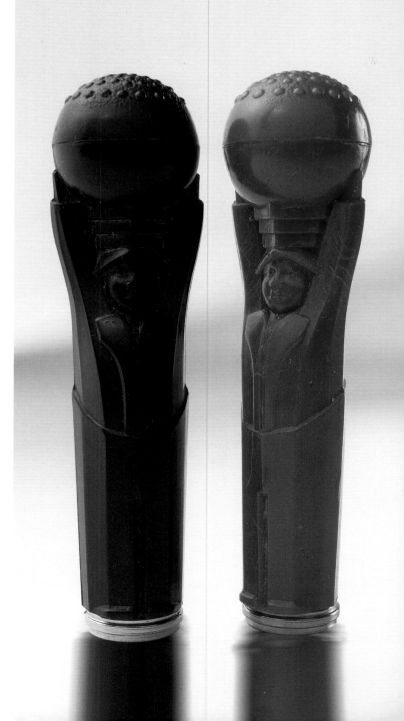

Hemsey, *Le Rouge Dièze*, 1924.

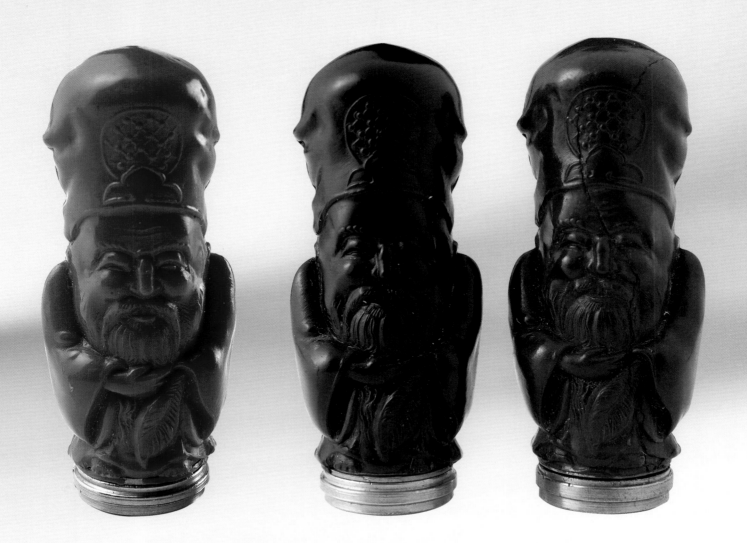

Hemsey, *Le Rouge Dièze*, années 1920.

ÉTUIS KITSCH

Qui dit *kitsch*, veut dire mauvais goût ! Étrange en matière de beauté et d'élégance ? Mais derrière cette notion de *kitsch* ne devrait-on pas dire plutôt fantaisie, décalage, surréalisme, ou dérision ?

Des maisons du luxe et des marques de cosmétiques n'ont nullement hésité à adopter ce style pour concevoir des étuis de rouge à lèvres, et des boîtiers pour les *gloss* sans doute pour échapper à la monotonie de la standardisation d'un design trop épuré.

En 1939, la maison de couture Paquin lance un rouge à lèvres inédit sous une forme des plus inattendues portant un nom très évocateur : *Les Allume-Lèvres*. Sous forme d'une pochette en cuir bicolore piqué sellier, le rouge est présenté sur des bâtonnets en bois représentant des allumettes.

Chaque allumette enflamme les lèvres d'un rouge éclair ! Ainsi, en toute femme sommeille une allumeuse ! serait-ce là un message libertin ou un clin de lèvres coquin adressé à ces messieurs ?

En 1945, Grenoville, parfumeur parisien révolutionne le rouge à lèvres dans sa présentation. Il fait concevoir un étui entièrement en bois (mécanisme tournant compris) – en forme d'ombrelle dans le pur style japonisant pour conditionner ses raisins, la pénurie de matières premières pénalisant les industriels de cette époque. Cette création assez insolite, on la doit à son concepteur Charles Friedlander, ingénieur allemand établi à Annecy.

Kirby Beard, maison britannique fondée en 1743, distribuant les montres Omega, des objets décoratifs pour la maison et des articles de mode basée à Londres et à Paris jusqu'aux années 1960, se distingue en éditant un étui de rouge à lèvres en laiton massif gainé de lézard bordeaux représentant une lampe de mineur. Étrange création pour un rouge à lèvres, le monde des mineurs faisant plutôt référence à la couleur noire !

Mais c'est surtout Avon, marque américaine de parfumerie, qui s'illustre le plus dans ce registre du kitsch, l'âge d'or de cette tendance ayant fleuri dans les années 1970. Bouteille de Coca-Cola, crayon de couleur, boitier en forme de bouche, cornet de glace ou cacahuète, constituent l'esprit bon enfant américain pour présenter le *gloss* signé Avon.

Elizabeth Arden suit le mouvement et adopte un style *Peace and Love* alors que Lamis-King, fabricant taiwanais de cosmétiques, conçoit des étuis en forme de vase pour ses rouges à lèvres

KITSCH CASES

The use of anything Kitsch seems strange in the world of beauty and elegance. But doesn't kitsch really refer to something that appeals to popular rather than bad taste? Luxury goods and cosmetic brands have often adopted this kind of style for lipstick cases and gloss compacts, no doubt to try and escape the monotony of too streamlined a style.

In 1939 the fashion house Paquin launched a completely new lipstick in a form no one would ever have expected. In a two color leather saddle stitched purse, the lipstick came on wooden sticks like matches. Each match lit up the lips with a flash of red. So the vamp in every woman was always ready to light someone's fire!

In 1945, because of material shortage, Grenoville, a Parisian perfumer, created a revolution in lipstick packaging with a case made completely out of wood (including the swivel mechanism) and in the shape of a parasol in the purest of Japanese styles. This rather unusual creation was made by Charles Friedlander, a German engineer based in Annecy.

Kirby Beard, an English company based in London and Paris, founded in 1743 and who distributed Omega watches, decorative articles for the home and fashion articles up until the 1960s, became famous for its lipstick case in solid brass, sheathed in burgundy colored lizard skin in the shape of a miner's lamp. Strange creation for a lipstick, the world of the mines makes you think more of black than red!

But it was Avon, an American brand of perfumery, who pushed Kitsch to the limit during its golden age in the 1970s. Coca Cola bottles, colored pencils, compacts in the shape of a mouth, an ice cream cornet or a peanut, an all-American way to promote their lip gloss

Elizabeth Arden followed the movement with a Peace and Love style offering while Lamis King, a Taiwanese cosmetic manufacturer, made vase shaped cases for his lipsticks

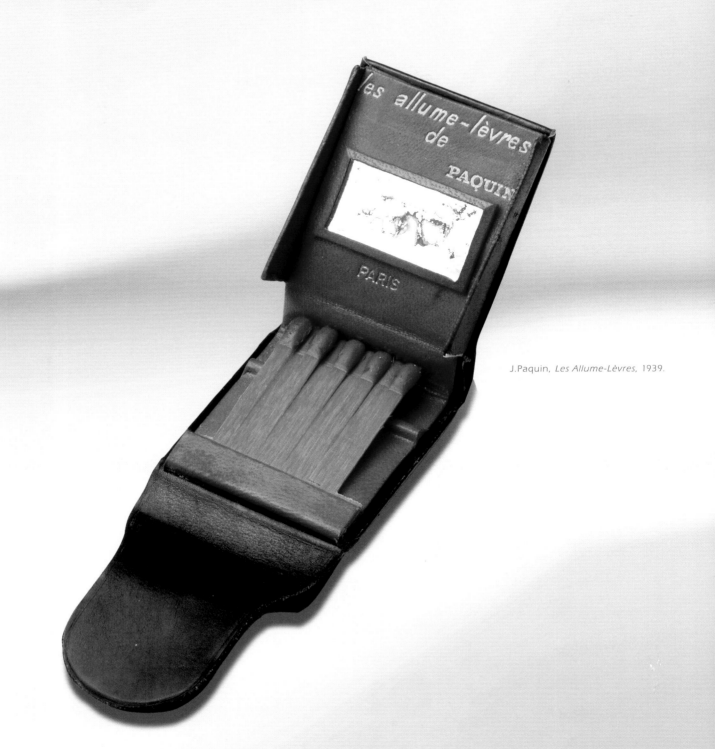

J.Paquin, *Les Allume-Lèvres*, 1939.

Rich'On, Lamis King, années 1980.

Avon, années 1970.

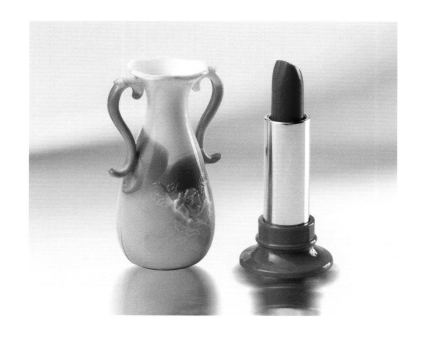

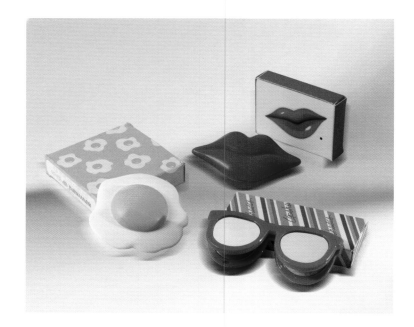

Avon, années 1970.

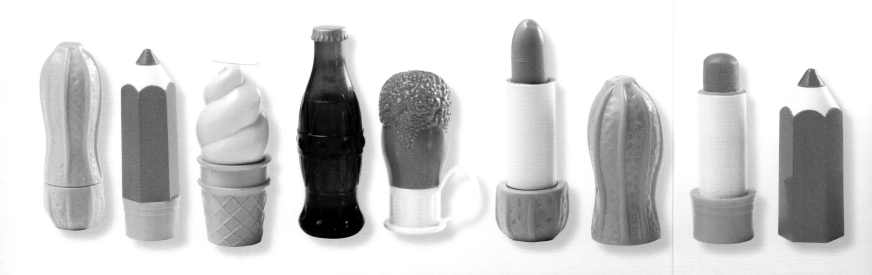

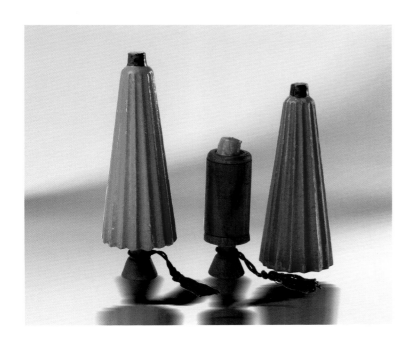

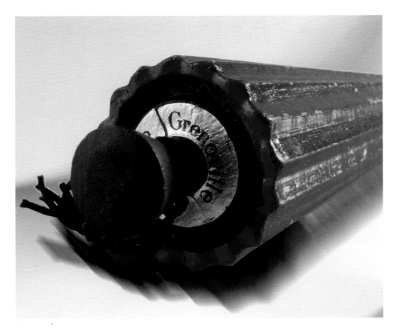

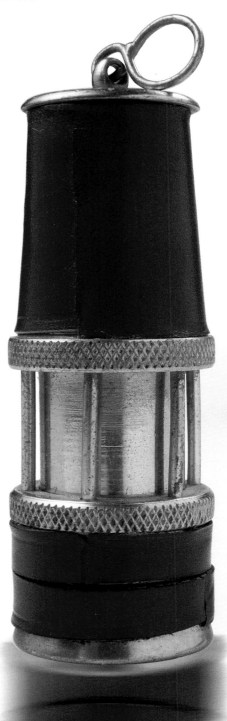

ÉTUIS MODERNISTES

Modernité, innovation, ergonomie, trois exigences que les parfumeurs et acteurs de la beauté s'imposent pour satisfaire les élégantes… Étuis à bouton poussoir, avec ou sans volets coulissants, étuis tournants coulissants avec ouverture en œil de chat ou avec capot de protection, nombreux furent les brevêts déposés en matière d'étuis à raisin. Cylindrique ou cubique, chaque étui est personnalisé par les marques. Épuré, avant-gardiste, afin de faciliter une gestuelle du rouge, difficile de les différencier tant la standardisation dans ce domaine demeure constante.

CONTEMPORARY CASES

Modernity, innovation, ergonomy, three demands that the perfume and beauty industry need to satisfy for the world of elegance. Push button cases, with or without sliding closures, with a cat's eye opening or with a protective lid, numerous are the registered trademarks for lipstick cases. Cylindrical or cubic, they all have their own brand identity. Streamlined, avant-garde, always with a view to making lipstick easier to use, with such constant standardization, it's sometimes difficult to tell the difference

Page de droite, de gauche à droite et de haut en bas :

Leon Navar, années 1920.

Christofle, années 1950.

Corona, années 1960.

Molinard, années 1930-1950.

Antoine, *Raisin à Lèvres*, 1924.

Caron, *Le Rouge Rechange*, 1932.

Lenthéric, années 1930.

Vichy , Harriet Hubbard Ayer, années 1950.

Guerlain / Institut de Beauté de la Place Vendôme, années 1930.

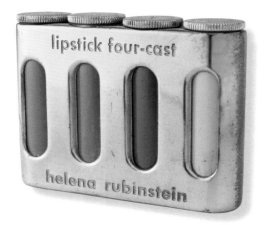
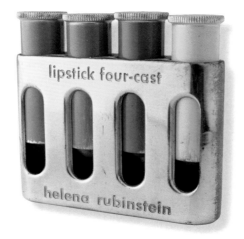
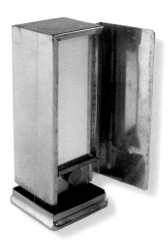

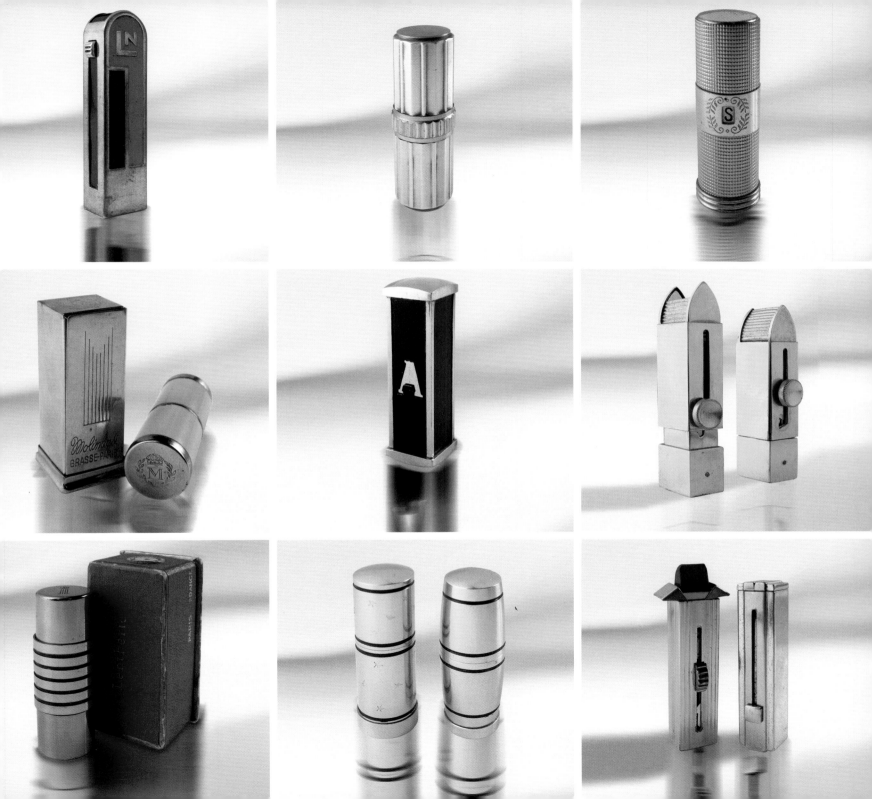

ÉTUIS ANIMALIERS

La nature est une source intarissable pour s'inspirer et créer. Le naturalisme et le style animalier n'ont nullement été omis dans l'art des cosmétiques. Le «bestiaire» du rouge à lèvres existe et surprend traduisant bien l'esprit frivole de certaines femmes, sans toutefois oublier que certaines graisses d'origine animale entraient dans la formulation des raisins. Petit cochon, cygne majestueux, éléphant à trompe levée, chameau, chien, aigle ou cigogne illustrent le monde du rouge à lèvres avec humour et légèreté.

Si le cochon symbolise la luxure et la débauche, le cygne en revanche représente la pureté, la beauté, la noblesse. Quant à l'éléphant, il est symbole de force, de prospérité et de longévité. L'aigle est symbole de la force céleste et du courage, alors que la cigogne représente la piété filiale. Enfin si le chien est perçu comme symbole de puissance sexuelle, à l'opposé, le chameau représente la sobriété et la tempérance.

Le cochon associé à la gestuelle du rouge à lèvres a une charge érotique et une connotation sulfureuse nous remémorant l'œuvre de Félicien Rops intitulée *Pornokratès*. Cette œuvre représente une femme nue gantée de noir jusqu'aux avant-bras, portant des chaussures noires à talons, marchant les yeux bandés guidée par un cochon en laisse…

L'oiseau a inspiré de nombreux créateurs, en particulier Salvador Dali, peintre surréaliste, qui travailla dans la mode aux États-Unis dans les années 1940-1950. Ce créateur trublion dessine une boîte de beauté en laiton plaqué or édité par Elgin maison américaine produisant des accessoires de mode et des montres représentant un oiseau stylisé, la tête du volatile dissimulant un étui de rouge à lèvres. Cette création appelée *Bird in Hand* est un objet *Dalinien* rare et recherché.

N'oublions pas le chat, animal sacré et vénéré dans l'antiquité chez les Égyptiens. En 2008 et 2009, Paul & Joe, maison de prêt-à-porter de luxe, lui rend hommage en proposant des rouges à lèvres présentés dans des étuis à décor polychrome représentant ce noble félin.

ANIMAL SHAPED CASES

Nature is a never ending source of inspiration and creation. The animal world has not been forgotten in the art of cosmetics. Fantasies about lipstick exist and illustrate the frivolous spirit some women possess without forgetting that animal fats are part of the formula. The little pig, the majestic swan, the elephant with an uplifted trunk, the camel, dog, eagle or stork illustrate the world of lipstick with a certain sense of humor.

If the pig is the symbol of lust and debauchery, the swan represents purity, beauty and nobility. As for the elephant, it's the symbol of strength, prosperity and long life. The eagle is heavenly strength and courage and the stork family devotion. And if the dog is seen as a symbol of sexual power, the camel represents sobriety and temperance.

The pig associated to the gesture of lipstick takes on an erotic and fiery undertone, a reminder of the work of Félicien Rops called Pornokrates where a blindfolded woman dressed only in black high heels and long black gloves up to her elbows, is being led by a pig on a leash…

Birds have been the inspiration of many creators especially Salvador Dali, who worked in fashion in the United States during the 1940s and 1950s. This famous rogue designed a beauty compact in gold plated brass for Elgin, an American company who produced fashion accessories and watches. In a very streamlined bird shape, it has a release on the tip of the tail that opens the wings upward to reveal a powder compact and you pull the bird's head off to access the lipstick. Called the Bird in Hand, it is now a very rare and sought after object.

And let's not forget the cat, that sacred and venerated animal of Antique Egypt. In 2008 and 2009, Paul and Joe, a luxury ready-to-wear house, paid it tribute with colorful lipstick cases decorated with the noble feline.

Rich'On, Lamis King, années 1980.

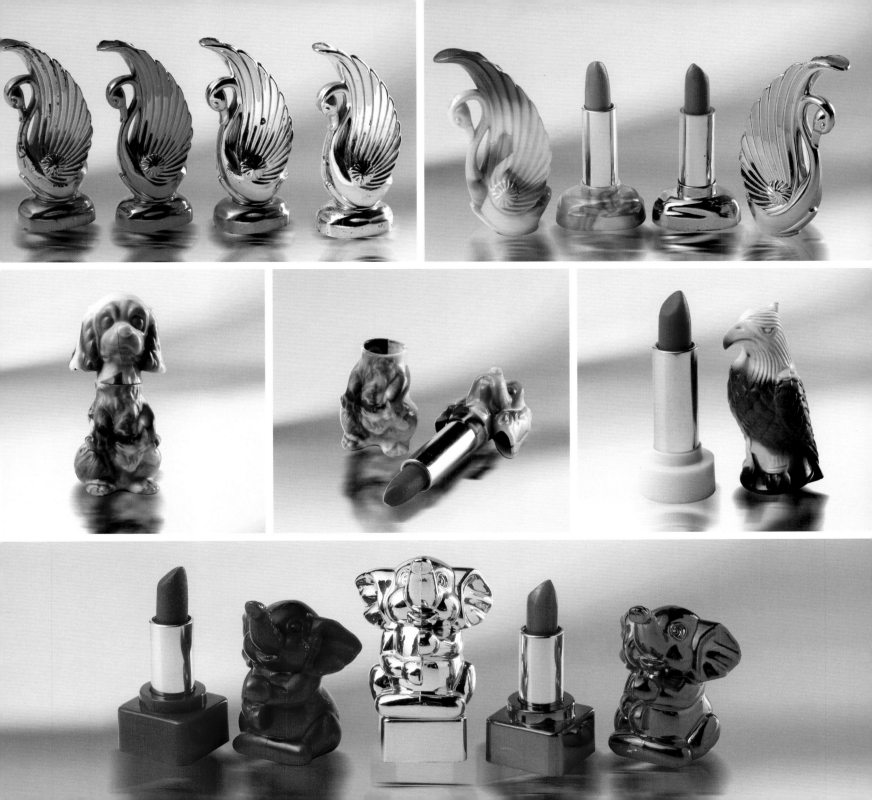

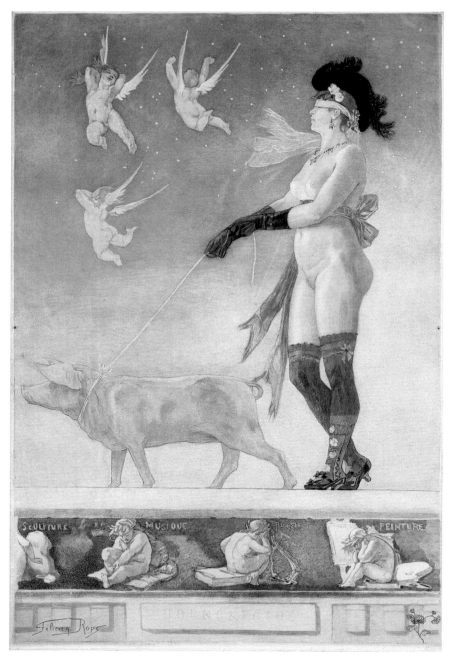

Félicien Rops (1833-1898), *Pornokratès-la dame au cochon*, 1878.
Musée provincial Félicien Rops, Namur.
Photo : musée provincial Félicien Rops, 1878.

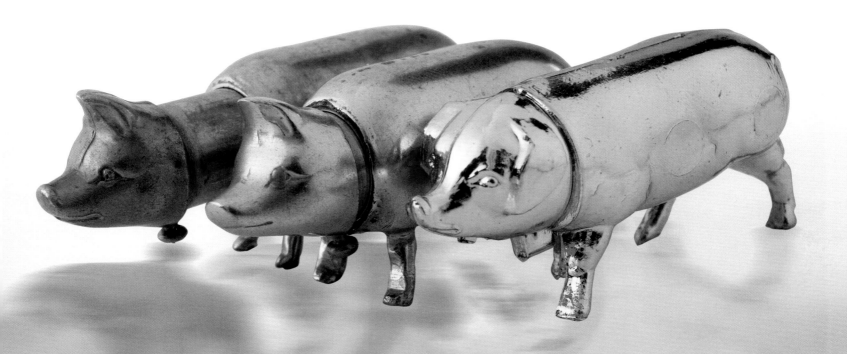

Travail français, fabricant non identifié,
années 1920-1970.
Unknown manufacturer. 1920-1970

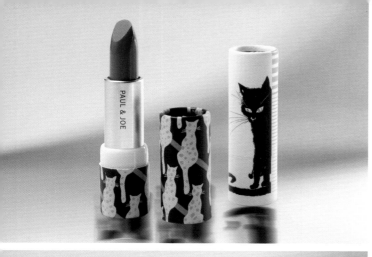

Paul & Joe, 2008.

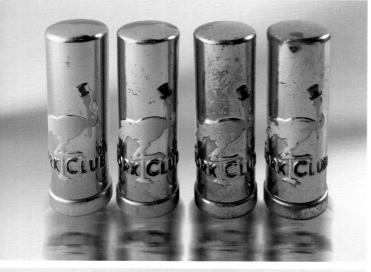

Stork Club, années 1950.

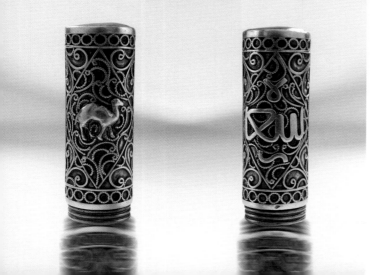

Travail Oriental, années 1950.

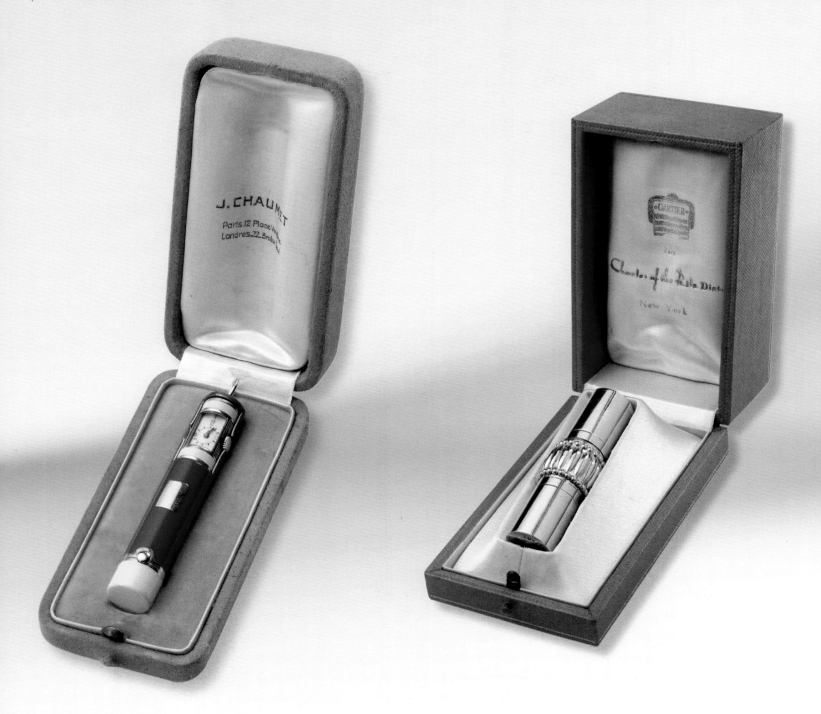

Joseph Chaumet, fin des années 1930.

Cartier (New York) pour Charles of the Ritz, années 1950.

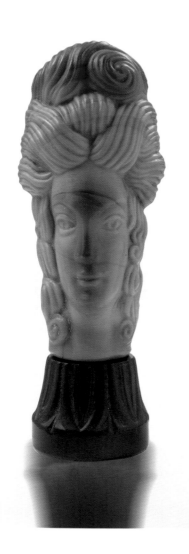
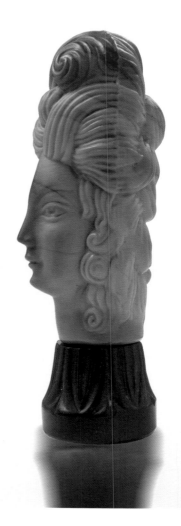

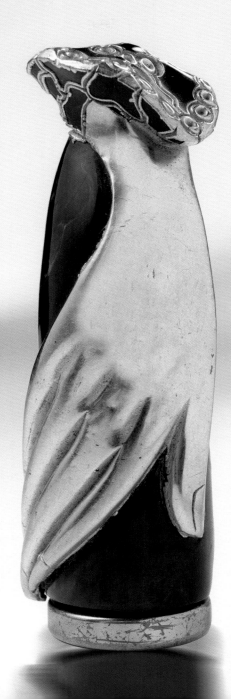

Travail français, parfumeur non identifié, années 1940.

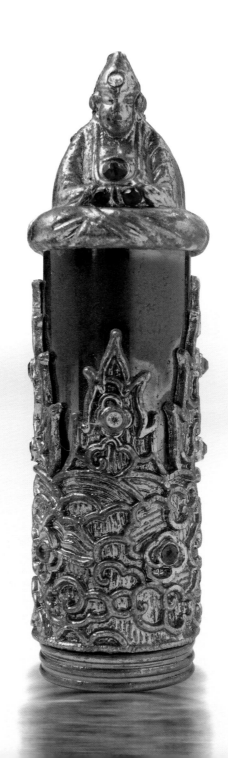

Hampden, années 1950.

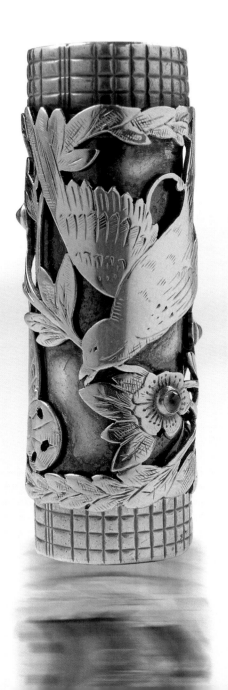

Boucheron, 1946.

Lenthéric, *Apple of Eden*, années 1950.

Guerlain, années 1930.

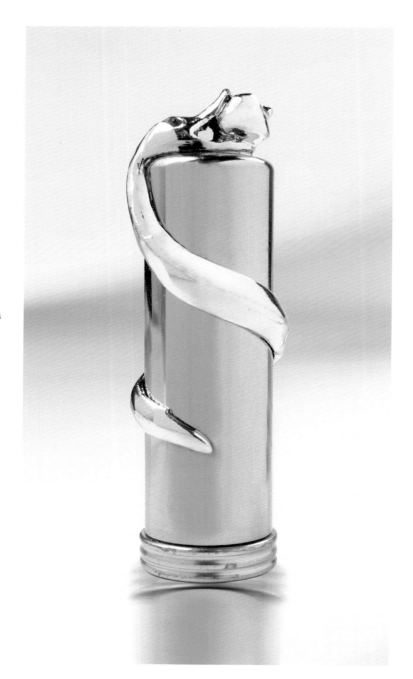

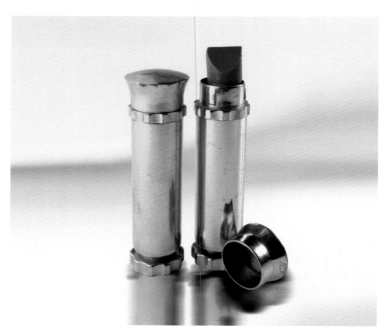

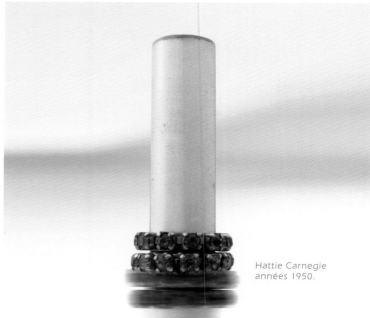

Hattie Carnegie
années 1950.

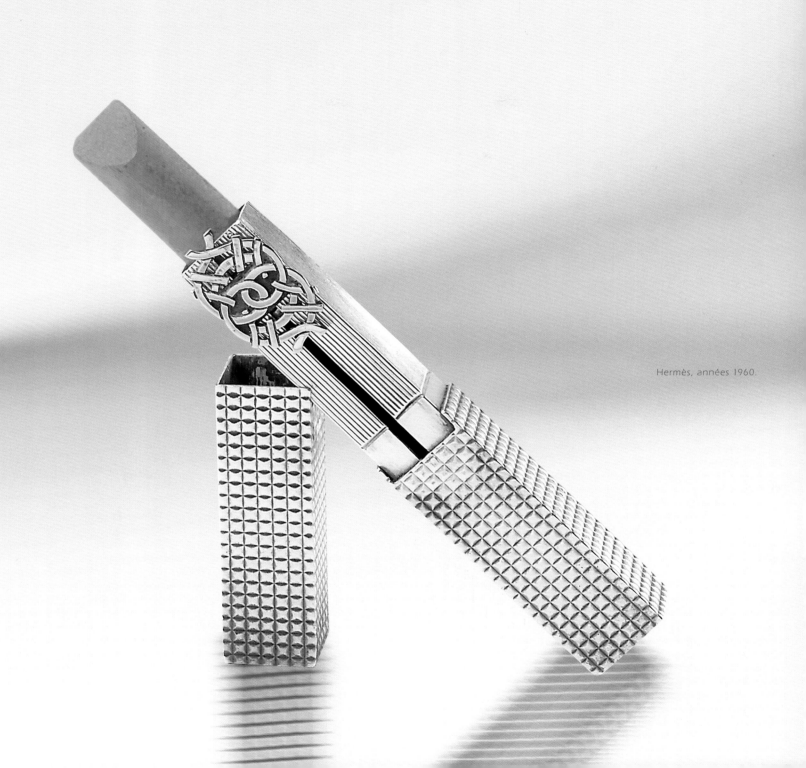

Hermès, années 1960.

Charles of the Ritz, années 1950.

Christian Dior, *Dior Princess Ring*, 2005.

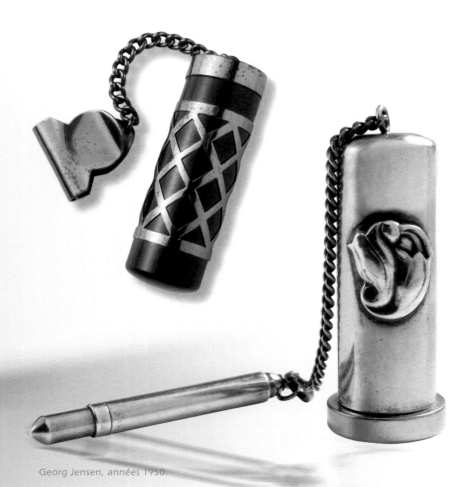

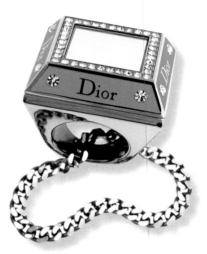

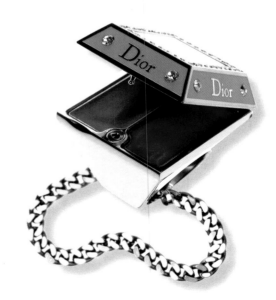

Georg Jensen, années 1950.

Helena Rubinstein, *Cracker Jack*, années 1950.

Revlon, *Futurama*, 1957.

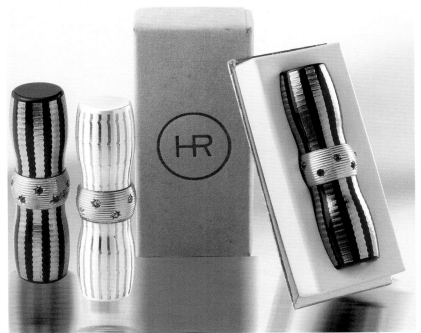

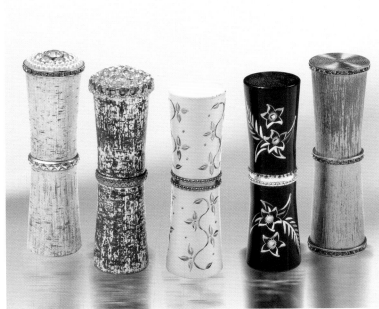

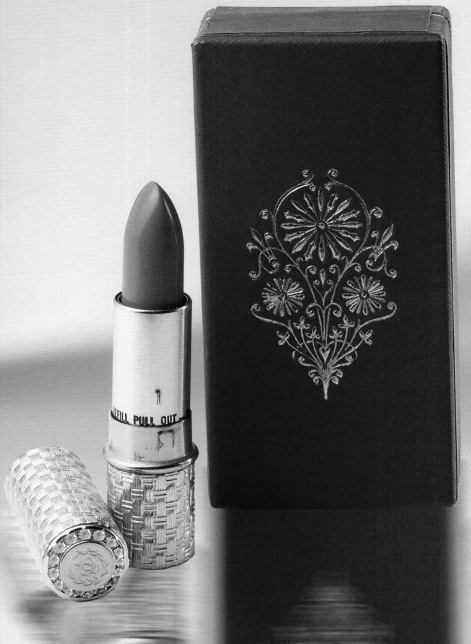
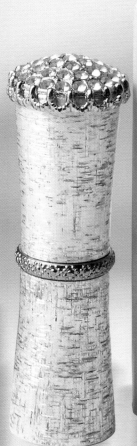
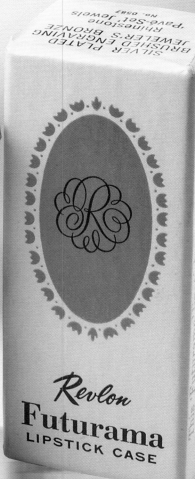

Revlon, *Futurama*, 1965, (à gauche).
Revlon, *Futurama*, 1957, (à droite).

SILVER PLATED
BRUSHED ENGRAVING
JEWELER'S BRONZE
Rhinestone
Pavé-Set Jewels
No. 0387

Revlon
Futurama
LIPSTICK CASE

REFILL PULL OUT

Caron, *Le Rouge à Lèvres*, 1948.

Lancôme, années 1950.

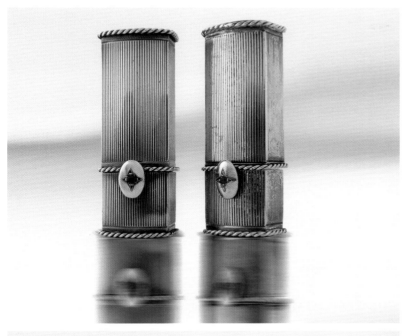

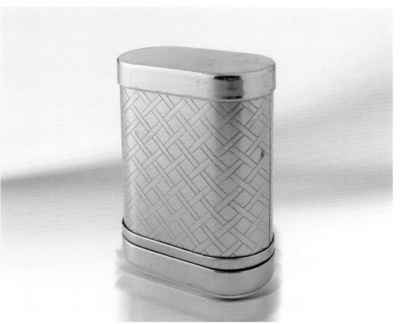

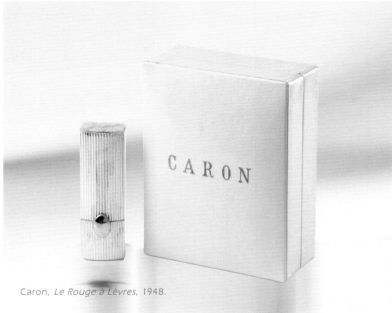

Caron, *Le Rouge à Lèvres*, 1948.

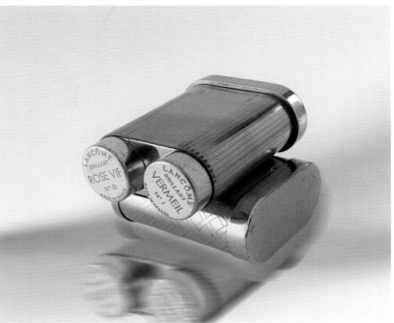

ÉTUIS PRINCIERS

La chute de l'empire russe en 1917 a généré de nombreux flux migratoires, la haute noblesse russe ayant trouvé refuge partout en Europe, et surtout à New York. Des princes de haute lignée se sont mis à faire des affaires et certains d'entre eux signent de leur nom des lignes de parfums et de cosmétiques. Deux princes russes-géorgiens font ainsi la une du monde de la beauté à New York : le prince George Matchabelli et le prince Gourielli.

Le prince Matchabelli signe toujours ses étuis de rouge à lèvres avec une couronne. Certains ont une stylisation orientalisante inspirée des clochers des églises orthodoxes.

En épousant Helena Rubinstein en 1938, le prince Artchil Gourielli Tchkonia s'intéresse probablement aux métiers de la beauté. La réussite exemplaire de son épouse n'est sans doute pas étrangère à la création de parfums et de cosmétiques sous son propre nom. Spectaculaire et étonnant, l'étui de rouge à lèvres en argent massif incrusté de faux saphirs apparait sous forme d'un champignon stylisé avec une évidente connotation phallique. Une véritable provocation dans cette Amérique pudibonde et réactionnaire.

PRINCELY CASES

After the Russian revolution in 1917, Russian nobility took refuge everywhere in Europe and the United States and especially in New York. Princes of noble birth started to go into business and many of them gave their names to new brands of perfume and cosmetics. Two Russian-Georgian princes made the headlines in the world of beauty, Prince George Matchabelli and Prince Gourielli.

Prince Matchabelli still signs his lipstick cases with a crown and some of them are designed to look like the oriental towers of orthodox churches.

When he married Helena Rubinstein in 1938, Prince Artchil Gourielle Tchkonia was probably also very interested in the beauty business. His wife's extraordinary success certainly owes something to the creation of perfumes and cosmetics using his name. Spectacular and astonishing, mushroom shaped lipstick cases in solid silver inlaid with false sapphires had a very obvious phallic connotation. A real provocation for Puritan America.

84

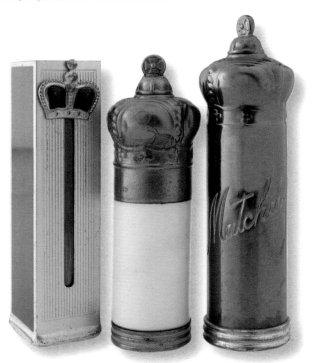

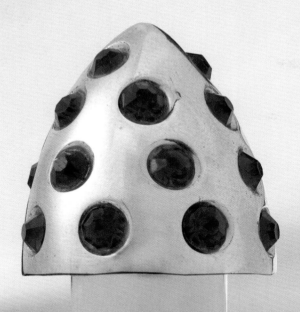

Prince Gourielli, années 1940.

ÉTUIS MONUMENTS

Cylindrique ou cubique, l'étui de rouge à lèvres s'est également singularisé en empruntant des éléments à l'architecture jusqu'à prendre même la forme d'un monument célèbre. C'est en Italie que cette stylisation de l'étui a vu le jour. Durant les années 1950, le joaillier-créateur Nichilo établi à Rome, créé pour le marché nord-américain un somptueux étui de rouge à lèvres en argent plaqué or reproduisant avec détails la célèbre Tour de Pise, avec incrustation de pierres fantaisies imitant le rubis ou la turquoise.

L'étui légèrement incliné comme la célèbre tour est un morceau d'Italie, et un souvenir que les riches italo-américaines de New York ou de Chicago ont dû porter dans leur sac à main.

Borsari, parfumeur italien de Parme, lance son rouge à lèvres *Notte Romana* en le présentant dans un étui figurant une colonne ionique en laiton estampé alors qu'à Paris, Christian Dior créé en 1955 son étui de rouge à lèvres pour la coiffeuse représentant l'obélisque de la place de la Concorde, un étui de laiton carrossé de cristal incolore taillé et poli.

86

En hommage à la cité des Doges, Lancôme à la fin des années 1950 fait concevoir par la maison Reboul un étui ressemblant à un stylo mais qui en fait représente la fameuse paline, ce pilier en bois à décor d'un motif de spirale bicolore servant à amarrer les gondoles à Venise.

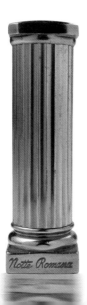

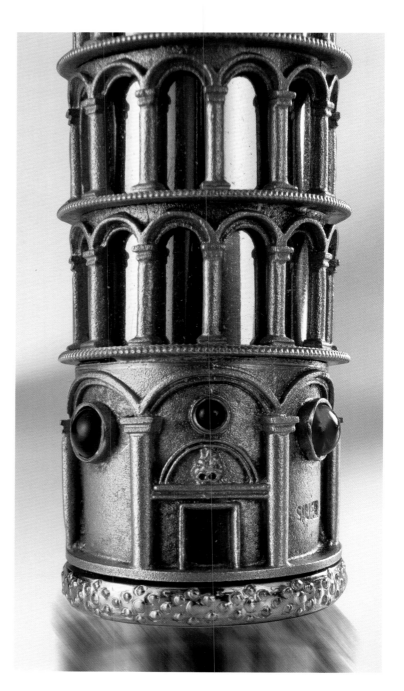

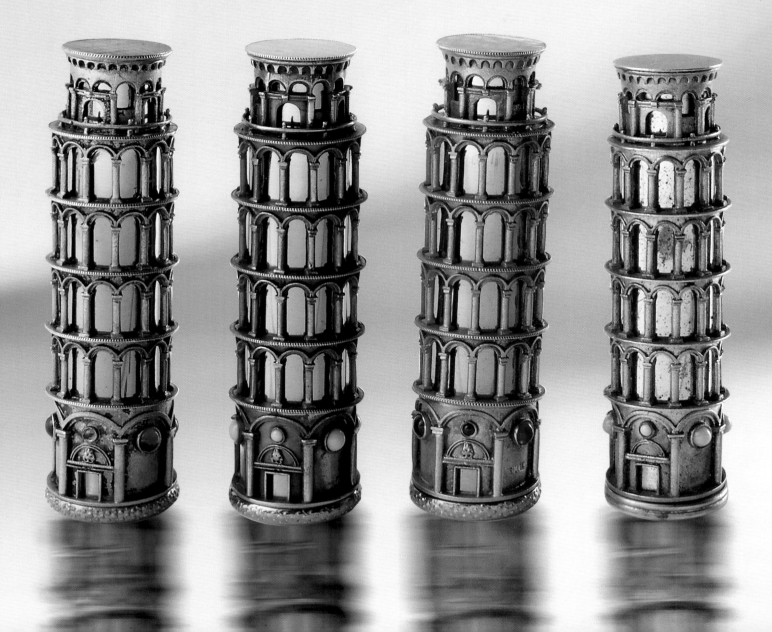

Nichilo, *tour de Pise*, années 1950.

AWE INSPIRING CASES

Cylindrical or cubic, lipstick case were also made in architectural forms and even as copies of famous monuments. A fashion that started in Italy where during the 1950s, Nichilo, a jeweler based in Rome, created a sumptuous gold plated silver lipstick case for the American market that was a detailed replica of the Tower of Pisa inlaid with imitation rubies and turquoise. The case was slanted just like the famous tower and became something no rich Italian American in New York or Chicago could do without. Borsari, an Italian perfumer from Parma, launched his lipstick, Roman Nights, in an engraved brass ionic column shaped case, while in Paris in 1955 Christian Dior designed a lipstick case for the dressing table in the form of the Obelisk of the Place de la Concorde with a brass case and cut and polished crystal.

At the end of the 1950s and as a tribute to the City of the Doges, Lancôme commissioned Reboul to make a lipstick case in the shape of the famous two color spiral decorated wood paline pillar used to tie up gondolas in Venice.

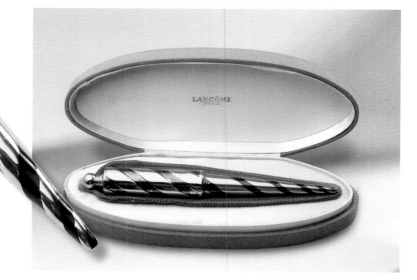

Lancôme, années 1950.

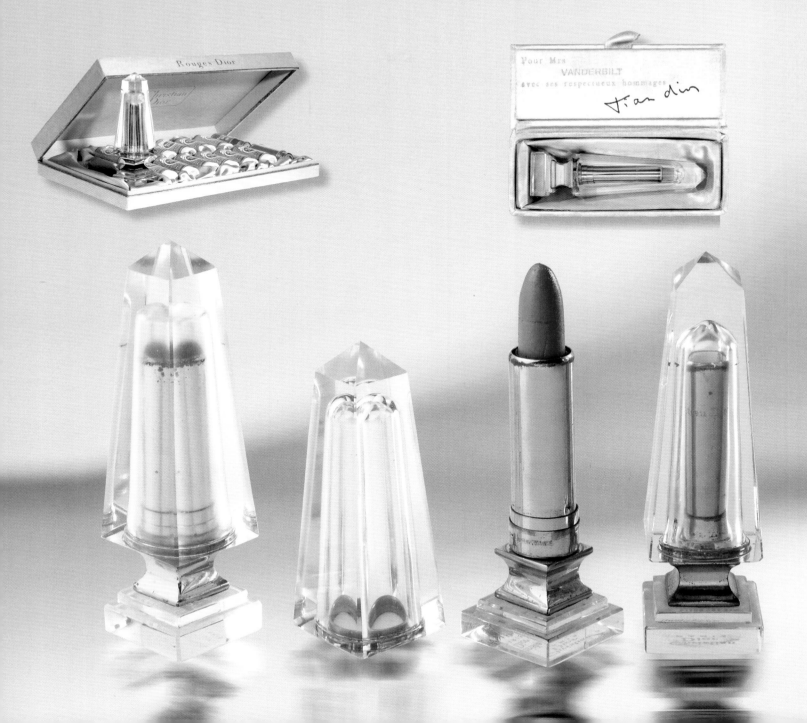

Christian Dior, *Rouges Dior*, coffret grand luxe, années 1955-1960.

Christian Dior, *Rouge à Lèvres pour la Coiffeuse*, 1955. Présenté dans son coffret dédicacé par Christian Dior à Madame Gloria Vanderbilt.

COLLECTIONNER LES ÉTUIS DE ROUGE À LÈVRES, UNE AFFAIRE D'HOMME !

Comme le flacon de parfums, l'étui de rouge à lèvres est devenu au fil du temps un thème de collection. Né aux États-Unis, ce thème s'est développé grâce à la rencontre annuelle de l'IPBA (International Perfume Bottle Association), une importante association ayant pour but de valoriser et de collectionner les flacons de parfum et tous les objets de la beauté.

80 % des collectionneurs d'objets de parfumerie sont des hommes. André Cognat en fait partie. Organisateur de manifestations culturelles et de salons de collectionneurs autour du parfum à Paris et en province sous l'égide de son association *Les Enfants du Parfum*, son passé d'ancien représentant de la *Crème Simon* justifie sa passion pour les étuis de rouge à lèvres.

« L'étui de rouge à lèvres, c'est l'objet de séduction qui capte le regard. Au-delà de l'objet, il y a une histoire qu'il recèle… L'histoire d'une femme, un secret d'une séductrice romantique, ou la légende d'une coquette allumeuse. Chaque étui de rouge à lèvres cache le mystère et le charme d'une femme. Son design magnifié par la teinte de son raisin exprime un érotisme soit feutré, soit provocant. Collectionner les étuis de rouge à lèvres, c'est un peu posséder l'âme de toutes les femmes mystérieuses et imaginaires qui traversent mon esprit et subliment mes fantasmes. À chaque étui correspond un type de femmes dont la beauté me fait rêver ».

Telle est sa réflexion de ce collectionneur *fétichiste* fasciné par les accessoires féminins.

LIPSTICK CASE COLLECTOR A MAN'S BUSINESS!

Just like perfume bottles, over time lipstick cases have become a collector's item. Started in the United States, this theme began to develop through the annual convention of the IPBA (International Perfume Bottle Association), whose purpose is to collect and preserve perfume bottles and other objects associated to the world of beauty.

80% of perfume bottle collectors are men. Andre Cognat is one of them. Organizer of cultural events and perfume collector's shows in Paris and the provinces under the auspices of his association Les Enfants du Parfum. His passion for the subject comes from the time he spent working for the company Crème Simon.

"The lipstick case is a captivating object of seduction. Over and above the object itself is the story behind it… the story of a woman, the secret of a romantic femme fatale, or the adventures of a deadly vamp. Each lipstick case hides its own mystery and charm. The color only adds to its attraction, an expression of muted or outright sensuality. Collecting lipstick cases is a like taking possession of the soul of every mysterious and imaginary woman who crosses my mind or sublimates my fantasies. For every one of my lipstick cases there is a woman whose beauty is part of my dreams."

Such are the thoughts of this strange collector fascinated by these beautiful accessories.

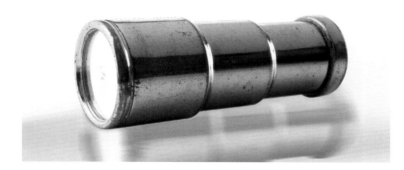

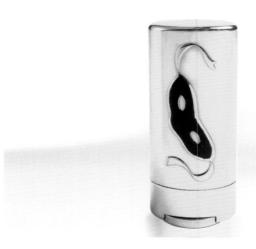

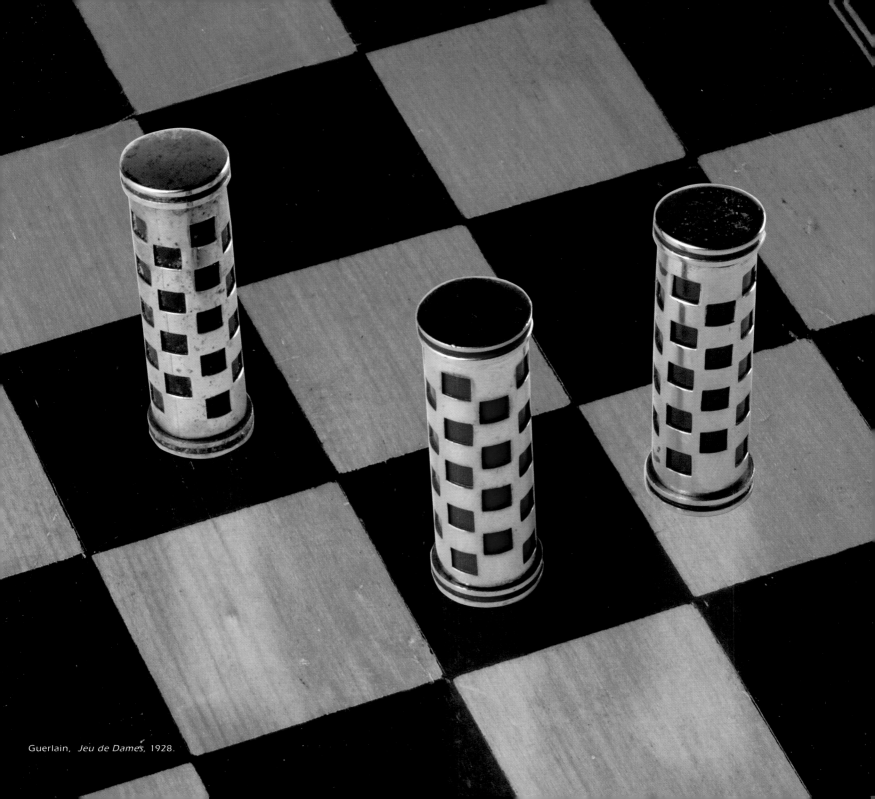

Guerlain, *Jeu de Dames*, 1928.

Rouge à lèvres, composition et conception

Lipstick, composition and conception

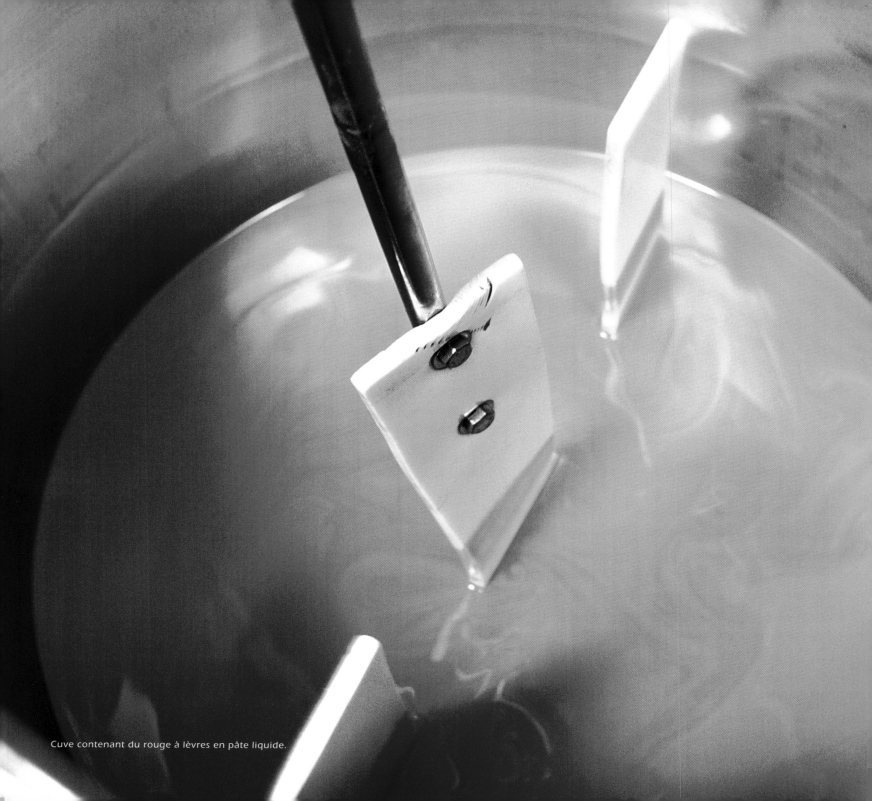

Cuve contenant du rouge à lèvres en pâte liquide.

Après la racine de garance, la teinture de cochenille, et le pigment issu de la pulpe du grain de raisin noir, les découvertes en matière de chimie et de pigments synthétiques, combinées aux progrès de la pharmacie, ont permis de formuler des rouges à lèvres de différentes textures et de grande qualité avec une large palette de teintes.

Les premiers rouges à lèvres dénommés raisins en raison de l'origine de leur pigment, se composaient principalement de cire d'abeille, de graisses (corps gras) d'origine animale, en particulier la lanoline, graisse obtenue à partir du suint de mouton. Le raisin, produit périssable noircissait au fil du temps du fait de son oxydation. Tout comme le beurre de cuisine, le bâton de rouge à lèvres rancissait à cause de la lanoline et de certaines matières premières sensibles à l'oxydation.

QUELLE EST AUJOURD'HUI LA COMPOSITION D'UN ROUGE À LÈVRES ?

Le rouge à lèvres est composé à partir d'un binôme :
La base (support) et le mélange pigmentaire.

La base contient 3 types de matières premières principales :
• des cires d'origines soit animale (cire d'abeille), soit végétales (candellila, carnauba, jojoba), soit minérale (cire microcristalline) lesquelles apportent la consistance;
• des matières premières pâteuses qui donnent l'onctuosité;
• des corps gras fluides (huiles végétales ou minérales, esters);
À ces ingrédients, viennent s'ajouter des additifs apportant des spécificités (polymères pour l'effet brillant et garantissant une longue tenue), des solvants volatiles (pour l'effet « non-transfert »), des poudres absorbantes (pour l'effet satiné ou mat) et des principes actifs ciblés pour l'hydratation, l'embellissement des lèvres, l'obtention d'un effet «repulpant», et pour la protection solaire.
L'incorporation d'eau permet d'obtenir un effet frais à l'application, et l'ajout de principes hydrophiles.
L'ajout d'antioxydants (vitamines E et C) permet de lutter contre le rancissement.
Enfin, le parfum, souvent une note de rose ou de violette, ou l'arôme apporte une touche finale et peut être associé à un édulcorant afin de lui donner une touche gourmande.
La formulation de la base varie en fonction de la texture souhaitée.

After the madder root, cochineal dye and pigment from black grapes, discoveries in chemistry and synthetic dyes, combined with breakthroughs in the pharmaceutical industries, led to the formulation of high quality lipsticks, various new textures and an extensive range of colors.

The first lipstick bullets were made of beeswax and animal fats, particularly lanoline (obtained from mutton grease). With time, lipstick would oxidize and just like butter, go rancid because of the lanoline and other raw materials it contained.

WHAT IS LIPSTICK MADE OF TODAY?

Lipstick is made up of two separate parts:
the base and the color mixture.

The base contains three main types of raw materials:
• different types of wax, both animal (beeswax), vegetable (candellila, carnauba, jojoba oil), or mineral (microcrystalline wax) which give it consistence.
• pasty raw materials which give it its creamy effect
• emollient oils (vegetable or mineral oils, esters)
Additives are incorporated with these ingredients to provide specific qualities – polymers (for shine and lasting color), volatile solvents (so it won't stain), absorbent powders (for a matte or sheer satin finish) and other active moisturizing ingredients to make the lips soft and moist, plump them up and protect them from the sun.

Moisturizers and absorbent ingredients are added plus water to provide a freshening effect on application. Antioxidants such as vitamin E and C, prevent if from going rancid.
Fragrance (often a rose or violet note) or aroma gives lipstick its finishing touch and sometimes sweeteners are added to give it taste.
The basic formula varies and depends on the final texture required.

La coloration

Elle est obtenue grâce au mélange pigmentaire. Les pigments utilisés sont synthétiques et peuvent être soit d'origine minérale (dioxyde de titane, oxydes de fer), soit chimiques (laques).

Les pigments minéraux apportent la couvrance (dioxyde de titane) et des teintes inspirées de la nature (oxydes de fer).

Les laques de couleurs vives sont obtenues à partir de colorants solubles précipités sur une charge minérale inerte.

On peut leur associer des pigments nacrés, particules à base de mica (naturel ou synthétique) ou de borosilicate, qui donnent l'effet nacré, miroitant et scintillant en fonction de leur taille et de leur couleur.

COMMENT EST CONÇU UN ROUGE À LÈVRES ?

Les coloristes mettent au point les gammes de teintes à partir de mélanges de pigments associés à des pigments nacrés savamment dosés. Tout comme le parfumeur travaillant une composition avec son orgue à parfums, le coloriste travaille avec sa palette de pigments pour mettre au point une teinte spécifique destinée à un rouge à lèvres. Les collections de teintes sont créées en harmonie avec les couleurs de tissus caractéristiques des tendances de la mode. Ainsi, la teinte de référence peut être une pièce de tissus ou de papier, ou bien une référence sur un nuancier (Pantone®).

Le rouge à lèvres est conçu en laboratoire de formulation selon les trois phases suivantes :

• Le coloriste incorpore la charge pigmentaire soigneusement sélectionnée en fonction de la teinte finale souhaitée (sans les pigments nacrés) dans le « mouillant » (corps gras, ou mélange de corps gras permettant un développement optimal de la couleur). Le mélange obtenu est une pâte que le coloriste passe en machine tri-cylindre permettant de broyer finement les pigments et d'obtenir une teinte homogène.

• Ce « broyat » est ensuite versé dans la base fondue au bain-marie à laquelle il est parfaitement mélangé.

• Le coloriste peut à ce stade ajouter les autres ingrédients, à savoir les pigments nacrés, les principes actifs et le parfum…

Le mélange fondu résultant de ces trois phases est coulé dans un moule de rouge à lèvres. Lorsque le moule est refroidi afin de durcir les bâtons de rouge, le coloriste procède à la « mise à la teinte ». La « mise à la teinte » consiste à réajuster la teinte en fonction du témoin

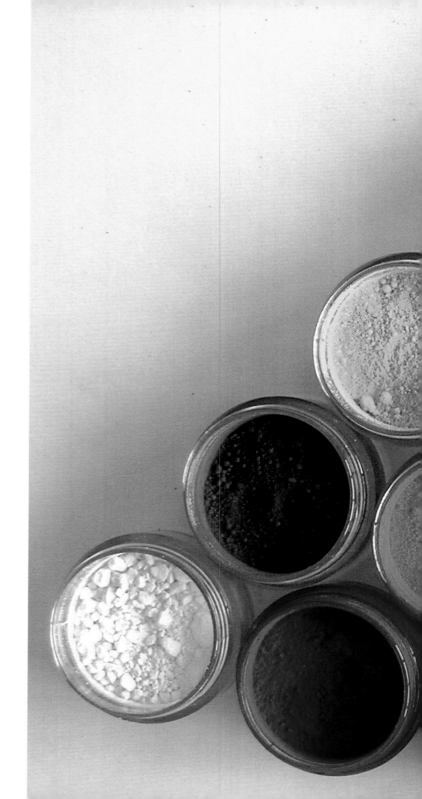

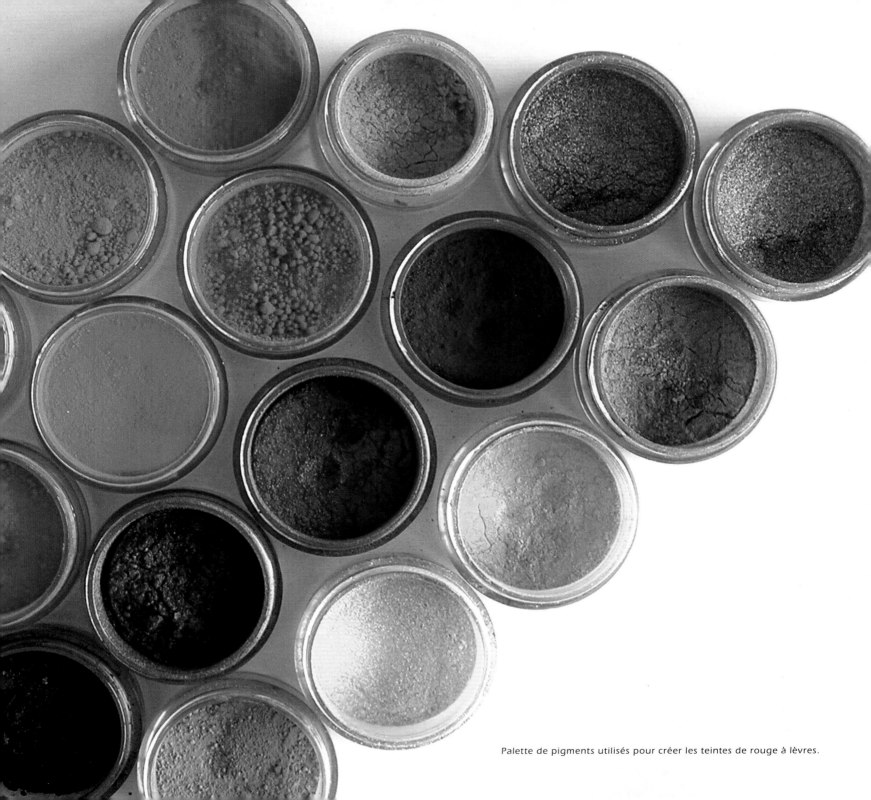

Palette de pigments utilisés pour créer les teintes de rouge à lèvres.

de référence (tissus, papier, nuancier Pantone®). Le réajustement quantitatif des pigments dans la formule colorimétrique est réalisé par le coloriste : l'étude de la teinte se fait en cabine de lumière qui permet de regarder la teinte dans des conditions de lumière standardisée. Le bâton de rouge est alors appliqué sur un support neutre (papier), sur les lèvres, sur la peau, puis comparé au témoin de référence précité, il est réajusté en teinte jusqu'à l'obtention de la couleur souhaitée. Ce travail des coloristes nécessite une parfaite connaissance des pigments et une aptitude spécifique à la vision des couleurs grâce à un entrainement quotidien.

Sur le plan industriel, la production de bâtons de rouge à lèvres est assurée par des machines de coulage automatisées, dotées de moules souples en silicone. Ces moules souples permettent de créer des formes variées de bâtons de rouge à lèvres et de les personnaliser selon les souhaits des marques sélectives de cosmétiques (inscriptions variées, logo). Complément ou alternative du rouge à lèvres, le *gloss* est un produit souple sous forme de pâte où la quantité de cire dans la formulation est faible. Subtilement aromatisé, il est plus légèrement teinté que le rouge à lèvres, car c'est l'effet brillant qui est recherché.

STRAND COSMETICS EUROPE, L'EXCELLENCE FRANÇAISE DE LA COSMÉTOLOGIE

Originaire des États-Unis, le maquillage et ses industries se sont développés en Europe à partir des années 1950. C'est en France et en Italie que se concentrent les plus importants industriels du maquillage. En Italie, dans les régions de Milan et de Crema, InterCos, Chromavis, et Ancorotti Cosmetics développent des produits de maquillage et font partie d'un pôle économique régional, *Il Polo Della Cosmesi*. En France, les savoir-faire et le sur mesure du maquillage sont détenus par la plus ancienne société opérant sur ce marché : Strand Cosmetics Europe, basée dans la région lyonnaise.

A l'origine filiale de Strand Cosmetics située à New York dans Brooklin, Strand Cosmetics Europe a été fondée à Paris en 1964 par deux hommes d'affaires new yorkais très impliqués dans l'industrie des cosmétiques. Associé aux établissements de la Crème Simon situés à Lyon, Strand Cosmetics Europe fait connaitre en France de nouvelles formules de produits de maquillage. l'un des fondateurs, importe des États-Unis les techniques de compactage des poudres alors inconnues en Europe en ce début des années 1960.
Strand Cosmetics Europe fait connaitre en France de nouvelles formules de produits de maquillage et notamment importe des États-Unis les techniques de compactage des poudres alors inconnues en Europe en ce début des années 1960. Ainsi, Strand Cosmetics Europe devient ces années-là le fournisseur des parfums Caron, de la maison Guerlain, et des parfums Christian Dior.

Devenue entreprise française à part entière à partir de 1981, Strand Cosmetics Europe traverse une période de difficultés passagères. De nouveaux investisseurs relancent l'activité et étoffent son savoir-faire original de formulateur en produits de maquillage et de soins. L'entreprise prospère grâce au marché de compensation avec l'Union Soviétique, le rouge à lèvres étant l'article le plus demandé par les Russes prêtes à se priver pour se l'acheter.

A partir de 1983, Strand Cosmetics Europe s'installe dans la périphérie de Lyon suite à la fermeture des établissements de la Crème Simon. En 1985, l'entreprise prospecte, développe un courant d'affaires au Japon, et elle obtient de ses partenaires japonais la licence pour l'Europe du traitement de surface des pigments, une nouvelle technologie qui va révolutionner la formulation des produits de maquillage. Six ans plus tard, Strand Cosmetics Europe adhère au French Cosmetic Workshop, un regroupement d'entreprises complémentaires offrant un service personnalisé en fonction des nouvelles exigences de ses clients internationaux. Depuis 2007, toutes les activités de l'entreprise ont été regroupées sur le site de La Source – Lentilly.

Page de droite
En haut à gauche : remplissage du moule alvéolé avec du rouge à lèvres en pâte liquide.
En bas à gauche: opération de démoulage à température juste inférieure à 0° Celsius.
En haut à droite : opération de contrôle qualité du rouge à lèvres après démoulage automatique et conditionnement simultané.
En bas à droite : raisin moulé de forme torsadée biseautée et gravée pour la maison Sisley, 2005.

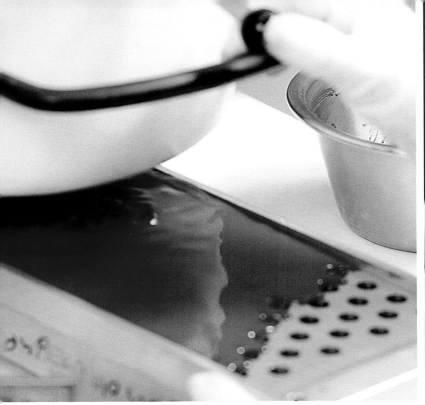
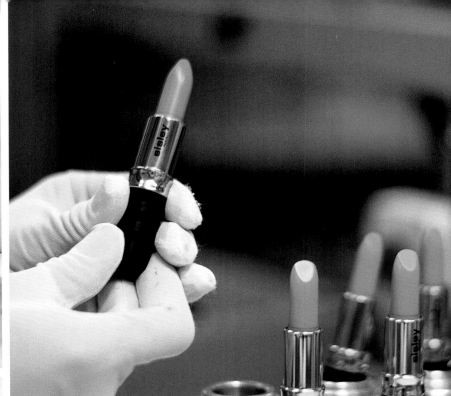
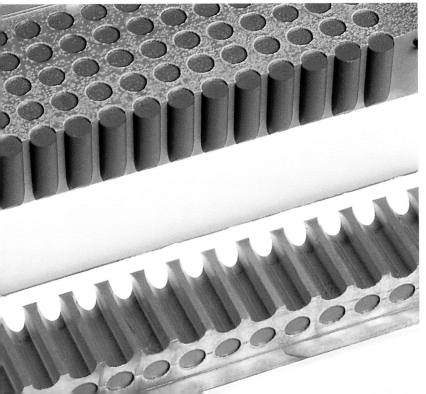
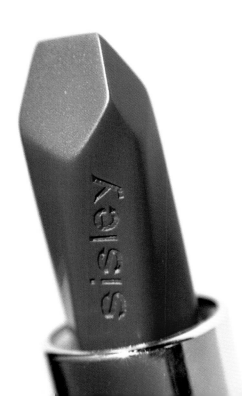

Coloration

This is obtained from a mixture of synthetic pigments which are either mineral (titanium dioxide, iron oxides), or chemical (lacquers). Mineral pigments provide coverage (titanium dioxide) and natural color (iron oxide). Bright colored lacquers are obtained by precipitation of soluble colorants from an inert mineral.

Natural or synthetic mica based particles or borosilicate can also be added as these give a frosted, mirrored or sparkling effect according to their size and color.

HOW IS LIPSTICK DEVELOPED?

Colorists develop shade ranges from carefully measured mixtures of plain and frosted pigments. Just like a perfumer works on a composition with his perfume palette, the colorist works with a wide range of pigments to create a specific shade of lipstick.

Shade collections are created in harmony with the colors used by fashion designers. So the shade being matched can be a piece of fabric or paper, or color chart (Pantone®).

Lipstick is produced in formulation laboratories in the following three stages:

• The colorist incorporates the carefully selected non-frosted pigments with the wetting agent (fatty substances or a mixture of fatty substances to fully develop the color). The paste is ground in a roller mill until a smooth, even color is obtained.

• The crushed pigment is then carefully blended into the base which has been melted using a double boiler.

• It is only then that other ingredients like frosted pigments, active ingredients and fragrance are added.

The mixture is then poured into a mold. When the mold has cooled and the sticks have hardened, the colorist then readjusts the color to match the color swatch (fabric, paper or Pantone® chart). The color is then verified in a light booth to test it in standard lighting conditions. It is then applied to paper, lips or the skin and compared to the color swatch and readjusted until the exact color is obtained. The work of the colorist requires a very extensive knowledge of pigments and an ability to control color quality, acquired only by constant practice. Industrially, lipstick is made by automatic pouring machines with flexible silicone molds. The advantage of this mold is that it can produce all kinds of lipstick shapes and type of customized finish. Complement or alternative to lipstick, lip gloss is a very flexible

product with a soft paste texture which contains only a small amount of wax. Subtly fragranced, it has a much lighter pigment than lipstick, because it is the shine effect, more than the color, that is important in this product.

STRAND COSMETICS EUROPE, FRENCH COSMETIC EXCELLENCE

While it started off in the United States, the make up industry began its development in Europe during the 1950s. The most important cosmetic industries were implanted in France and Italy. In the area around Milan and Crema in Northern Italy, InterCos, Chromavia and Ancorotti developed make up products and formed a cosmetic resource center *Il Polo Della Cosmesi*. In France make up know how and custom made make up packaging were the specialties of one of the oldest companies on the market, Strand Cosmetics Europe, based near Lyon.

Originally a subsidiary of Strand Cosmetics based in Brooklyn, New York, Strand Cosmetics Europe was founded in Paris in 1964 by two New York business men very much involved in the cosmetics industry. They joined up with the Simon Company based in Lyon and introduced new make up formulas onto the French market as well as powder compacting techniques never used before in Europe.

At the beginning of the 1960s Strand Cosmetics Europe introduced new make up formulas and powder compacting techniques used in the United States but unknown in Europe. At the time, Strand Cosmetics Europe immediately became the supplier for Parfums Caron, Guerlain and Parfums Christian Dior.

Strand Cosmetics Europe became a French company in 1981 but ran into difficulty. New investors relaunched the business and the company continued to develop its specialty as a formulator of make up and skin care products. The company continues to prosper with the development of the cosmetic market in Russia where lipstick has become an extremely popular product which Russian women are willing to deprive themselves for. When the Simon Company closed down in 1983, Strand Cosmetics Europe set itself up in the Lyon area in France. In 1985 the company started to do business with Japan and was granted the European license for pigment coating, a new technology that would revolutionize the formulation of make up products.

Six years later, Strand Cosmetics Europe became part of the French Cosmetic Workshop, a group of companies offering customized service to meet the demands of international clients. Since 2007, all company activities have been centralized at the La Source plant in Lentilly.

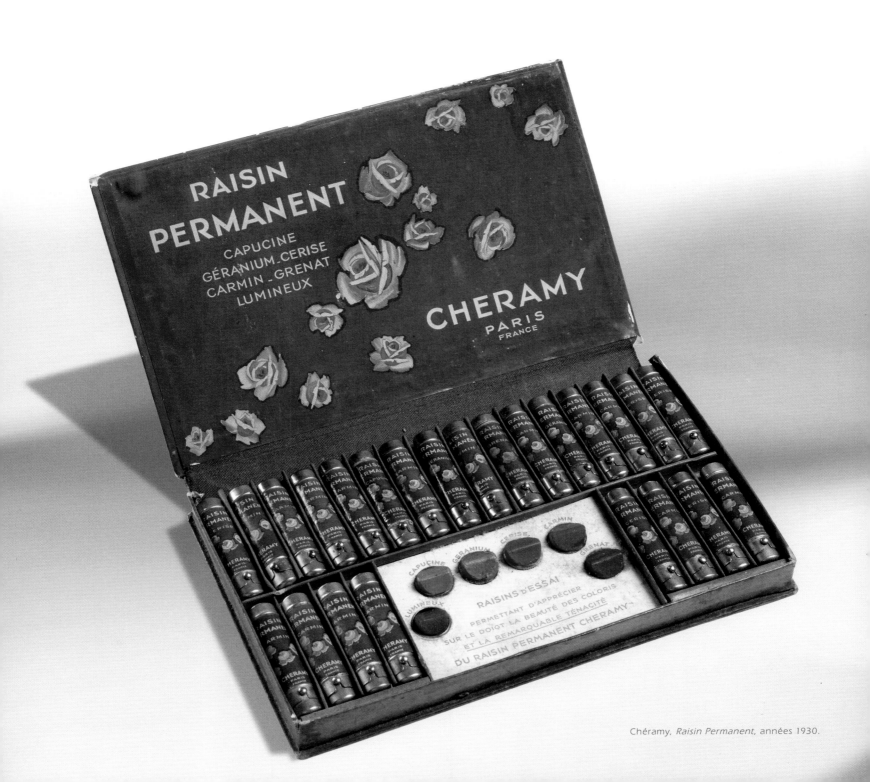

Chéramy, *Raisin Permanent*, années 1930.

Rouge à lèvres, glamour, tendresse et beauté

Lipstick, glamour, romance and beauty

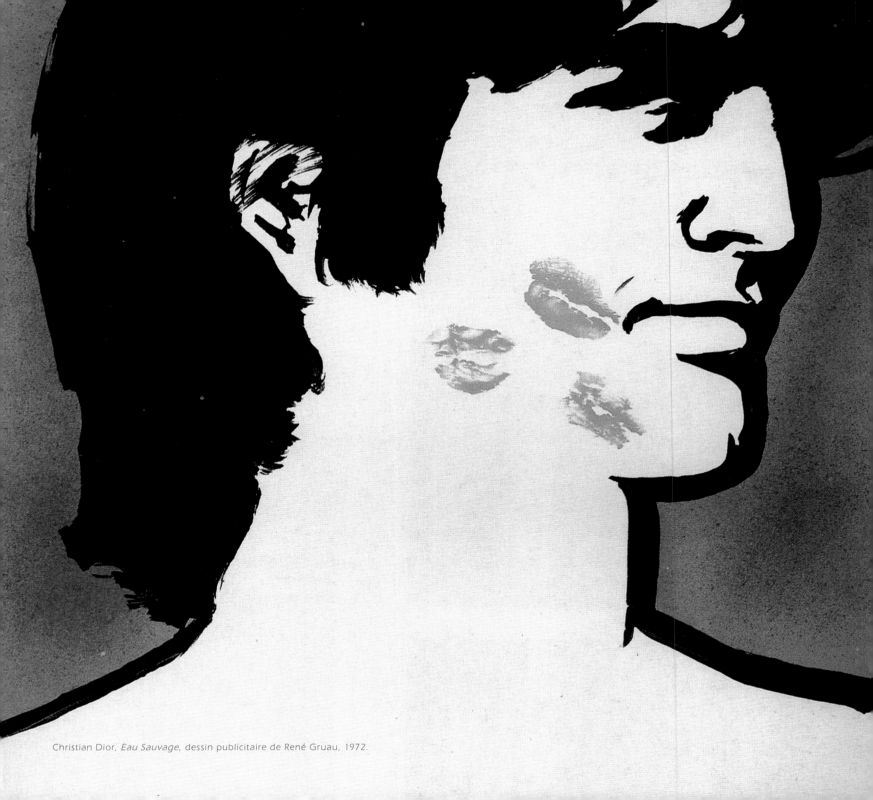

Christian Dior, *Eau Sauvage*, dessin publicitaire de René Gruau, 1972.

SI LE ROUGE À LÈVRES EST LIÉ AUX DEUX GUERRES MONDIALES DE CE XXᵉ SIÈCLE, IL EST ÉGALEMENT LIÉ AU CINÉMA ET AU PHÉNOMÈNE DE LA PUBLICITÉ.

Combiné à la mode et aux mouvements artistiques traversant la moitié du siècle écoulé, le rouge à lèvres figé sur la toile du 7ᵉ art s'est peu à peu affiché dans la rue. La femme en a fait une arme pour s'affirmer et marquer son identité de femme libre. C'est surtout après la Seconde Guerre mondiale qu'elle ose librement porter du rouge à lèvres.

L'influence d'Hollywood dominé par les maquilleurs comme Max Factor ou Bud Westmore et les monstres sacrés du cinéma américain comme Ava Gardner, Marilyn Monroe, Lauren Bacall, Tippi Hedren, Grace Kelly, Elizabeth Taylor, ou encore Rita Hayworth, colorent l'insconscient collectif féminin en Europe, en particulier en France.

La Parisienne *new look* s'identifie à toutes ces intouchables vedettes dont les journaux à sensations parlent... Le rouge à lèvres a sa place dans les accessoires de toute femme élégante ; il n'est plus désormais l'apanage des femmes légères et des demies-mondaines.

"

le rouge à lèvres qui couvre mes joues
est le plus sûr témoignage
du succès de ma collection.
D'ailleurs le rouge est ma couleur bénéfique

Christian Dior - *Dior et moi*

WHILE LIPSTICK WAS VERY MUCH A PART OF THE TWO WORLD WARS, IT HAS EARNED ITSELF A MAJOR ROLE IN THE WORLDS OF CINEMA AND ADVERTISING.

Connected to fashion and artistic movements across the last half of the 20th century, lipstick found its place in the world of cinema and gradually became part of everyday life. Women turned lipstick into a weapon and used it to mark their new found freedom. It was after the Second World War that women became daring enough to wear lipstick.

The influence of Hollywood, dominated by make up artists such as Max Factor or Bud Westmore, and the giants of American cinemas such as Ava Gardner, Marilyn Monroe, Lauren Bacall, Tippi Hedren, Grace Kelly, Elizabeth Taylor or Rita Hayworth, had a vital effect on women in Europe and particularly in France. The Parisian New Look became a way to identify with these unreachable stars the sensational newspapers were always talking about... Lipstick became one of every elegant woman's most essential accessories and no longer the prerogative of the woman of easy virtue.

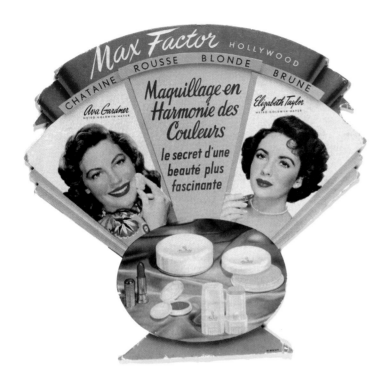

Revlon, *Futurama*, présentoir publicitaire, 1957.

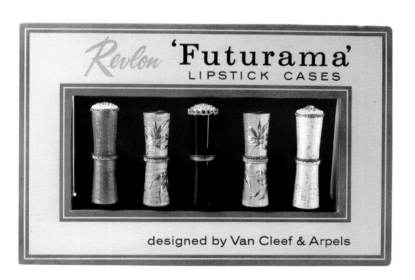

LA FEMME DE LA RUE DÉCOMPLEXÉE PAR LE 7ᴱ ART…

Grâce au cinéma, les valeurs et les repères ont changés. Dans le célèbre film « Diamants sur Canapé » (Breakfast at Tiffany's) réalisé en 1961, Audrey Hepburn dans le rôle d'Holly Golightly symbolise la femme libre et accessoirisée dont l'élégance est codifiée par cette réplique :

«Hand me my purse, will you, darling ? a girl can't read that sort of thing without her lipstick»

Les grandes stars hollywoodiennes inspirent les maisons de cosmétiques qui n'hésitent pas à vanter leurs collections de rouges à lèvres en empruntant leurs images, ou en mettant en avant le luxe sophistiqué de leurs étuis signé d'un grand joaillier.

De célèbres peintres et illustrateurs prêtent leurs talents pour promotionner le rouge à lèvres.

La starification du rouge à lèvres s'illustre par la création d'étuis en forme de figurines ; en effet, Revlon édite entre 1961 et 1962 une collection d'étuis de rouge à lèvres représentant chacun une poupée stylisée. En fait, chaque étui figurine représente quelques célébrités de cette époque.

CINEMA CHANGES WOMEN'S OUTLOOK

Cinema brought about a change in many of our values. In the famous film Breakfast at Tiffany's, released in 1961, Audrey Hepburn as Holly Golightly is a symbol of the free and elegant woman, sums it all up by this one line: "Hand me my purse, will you, darling? A girl can't read that sort of thing without her lipstick"

Hollywood stars were the inspiration for major cosmetic companies who used their photos to advertise new lipsticks or promote their sophisticated and luxurious packaging signed by major jewelers.

Famous artists and illustrators lent their talent to the promotion of lipstick.

Lipstick had become the new star and between 1961 and 1963 Revlon brought out a collection of new lipstick cases in the shape of a doll, each one with the face of a different celebrity.

Blackamoor,
étuis de rouge à lèvres et sac à main coordonné, 1950.
Blackamoor,, brass lipstick case decorated, 1950s.

Revlon, *Girl Doll Lipstick*, représentant Marilyn Monroe,1962.
Revlon, *Girl Doll Lipstick*, replica of Marilyn Monroe, 1962.

Revlon, *Sphinx Doll Lipstick*, représentant Elizabeth Taylor costumée en Cléopâtre, 19
Revlon, *Sphinx Doll Lipstick*, Elizabeth Taylor dressed as Cleopatra, 1962.

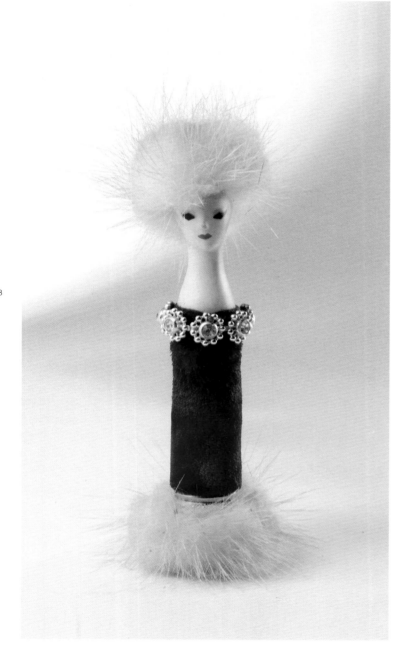

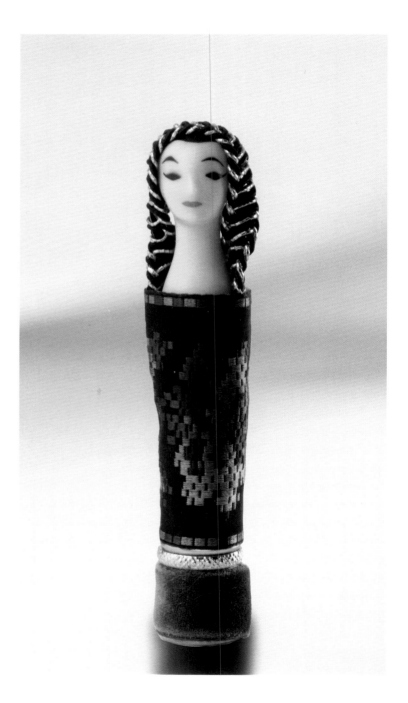

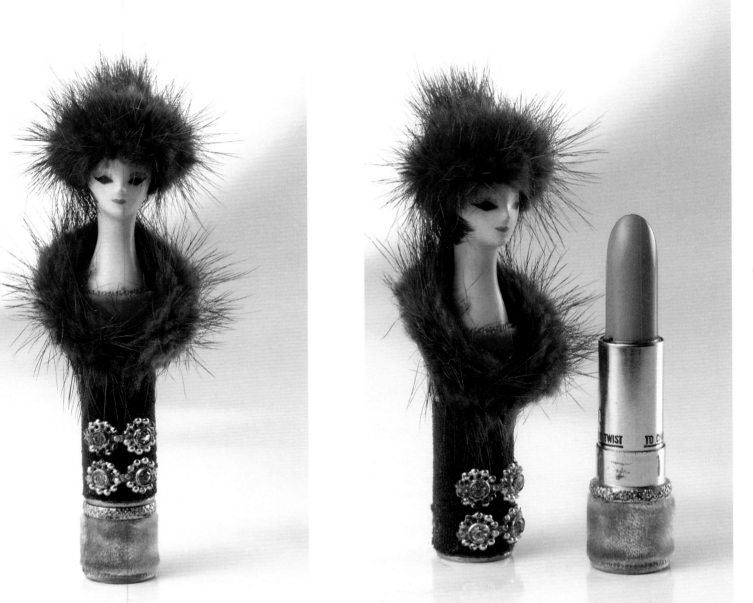

Revlon, *Girl-Doll Lipstick*, représentant Ava Gardner, 1962.
Revlon, *Girl-Doll Lipstick*, représented Ava Gardner, 1962.

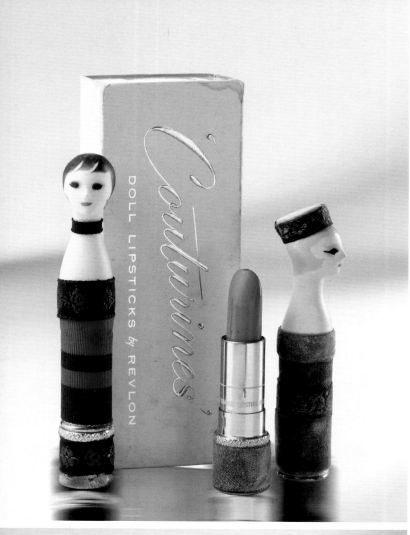

Revlon, *Couturine Doll Lipstick*, 1961-1962.

LA PUBLICITÉ FAIT NAITRE D'AUDACIEUX PARTENA-
RIATS ENTRE DES MAISONS DE COSMÉTIQUES ET
DES ENTREPRISES LIÉES À L' ART DE VIVRE.

Le rouge à lèvres est associé aux croisières grâce à Elizabeth Arden qui en 1954 fait concevoir en exclusivité avec la compagnie maritime Moore Mac Cormack un coffret de trois étuis de rouge à lèvres de différentes teintes, chaque étui représentant une cheminée de paquebot. Vendu à bord des navires de la compagnie allant de New York à Buenos Aires via Rio de Janeiro, toute passagère pouvait s'offrir ce coffret en souvenir de sa croisière avec son amoureux. La femme moderne tant aux États-Unis qu'en Europe en ces années 1950 porte du rouge à lèvres sans complexe, et peut non seulement fumer une cigarette mais aussi savourer un bon whisky frappé. C'est ce qui a motivé la stratégie de communication du whisky Carstairs en faisant éditer des rouges à lèvres publicitaires dont l'étui représente la bouteille miniature de la marque : une manière d'inciter les femmes à consommer du whisky Carstairs tout en utilisant la trace de rouge à lèvres laissée sur le verre comme moyen de communication et de promotion.

Cette même stratégie s'est renouvelée en France dans les années 1990 avec l'eau pétillante Perrier. Vous devez vous souvenir du célèbre « Perrier, c'est Fou ! » slogan mémorisé par les jeunes générations ! Pour accompagner son plan média, un rouge à lèvres publicitaire jaune fluo fût édité et offert durant les soirées parisiennes les plus branchées.

Durant cette dernière décennie, Guerlain, Christian Dior, Chanel, Lancôme, Givenchy et Yves Saint Laurent ont renouvelé régulièrement leur stratégie publicitaire en matière de rouge à lèvres. Mais c'est surtout grâce aux *Make Up Artists*, véritables ambassadeurs de marque, que la communication en matière de maquillage et de rouge à lèvres s'avère performante. Certains d'entre eux nous livrent dans le 5e chapitre de ce livre, leurs souvenirs et leurs visions du rouge à lèvres.

Le rouge à lèvres et les lèvres elles-mêmes hors des champs commerciaux, publicitaires et médiatiques, sont devenus des icônes du mode de vie occidental contemporain. Les lèvres deviennent non seulement des sujets d'études mais aussi un thème artistique tandis que le rouge à lèvres apparait de plus en plus dans notre quotidien. Au début des années 2000, on parle déjà de « Lèvrologie » et de « Lipstickmania » …

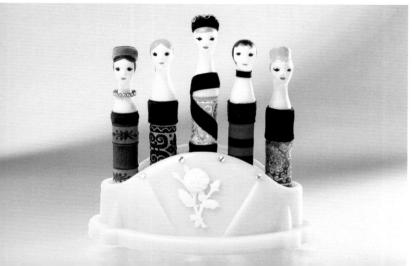

Revlon, *Couturine Doll Lipstick*,
présentés sur un porte rouge à lèvres, 1961-1962.

Revlon, *Couturine Doll Lipstick*, 1961-1962.
Pouvant représenter de gauche à droite :
Lana Turner, Lauren Bacall, Bette Davis, Grace Kelly et Jackie Kennedy.

Revlon, *Couturine Doll Lipstick*, 1961-1962.
Are effigies from left to right of:
Lana Turner, Lauren Bacall, Bette Davis, Grace Kelly, and Jackie Kennedy.

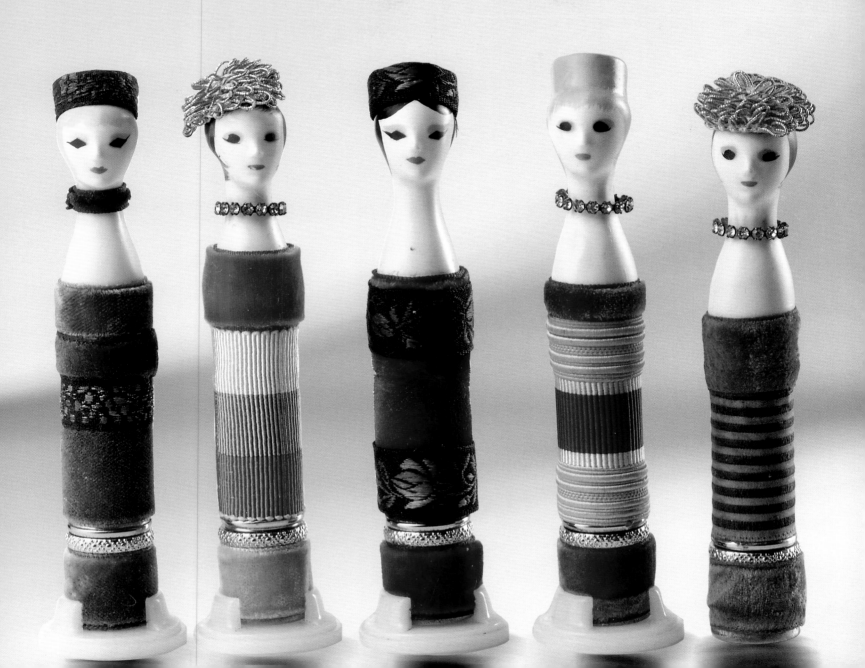

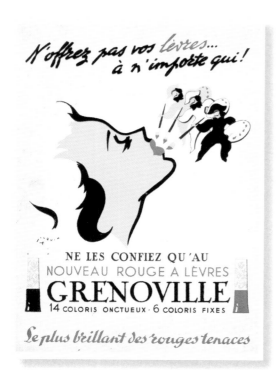

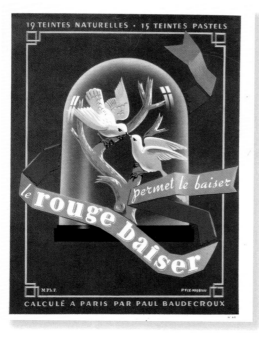

DARING NEW ADVERTISING PARTNERSHIPS BETWEEN COSMETICS AND SPECIALISTS IN THE ART OF LEISURE.

In 1954 Elizabeth Arden created a coffret with three different colored lipsticks exclusively for the shipping company Moore McCormack. Each lipstick case was the shape of an ocean liner funnel. Sold aboard the company ships travelling between New York and Buenos Aires via Rio de Janeiro, the coffret could be used as a gift and reminder of a luxury cruise.

During the 1950s, the modern woman both in the United States and in Europe no longer had the slightest complex about wearing lipstick, smoked cigarettes and enjoyed the occasional whisky on the rocks. The reason why Carstairs Whisky brought out promotional lipsticks in the shape of a miniature whisky bottle. A way to incite women to drink Carstairs whisky using the trace of lipstick left on the glass as a come-on.

The same type of strategy was used in France in the 1990s by Perrier and no one has forgotten the famous "Zany Perrier!" slogan. A promotional yellow fluorescent lipstick was brought out to back up their media plan and given away during fashionable Parisian soirees

Over the last ten years Guerlain, Christian Dior, Chanel, Lancôme, Givenchy and Yves Saint Laurent have regularly renewed their advertising strategies for lipstick. But it is mostly through make up artists, who have become brand ambassadors, that make up and lipstick are promoted the most effectively. Several of them will give us their ideas and ideals about lipstick in the next chapter.

Outside of sales, advertising and the media, Lipstick and the Lips have become icons of our contemporary western lifestyle. Lips have not only become the subject of close study, they have also become an artistic theme while lipstick appears more and more as part of our daily lives. At the beginning of this new millennium, people are already talking about the Psychology of Lipstick and Lipstickmania.

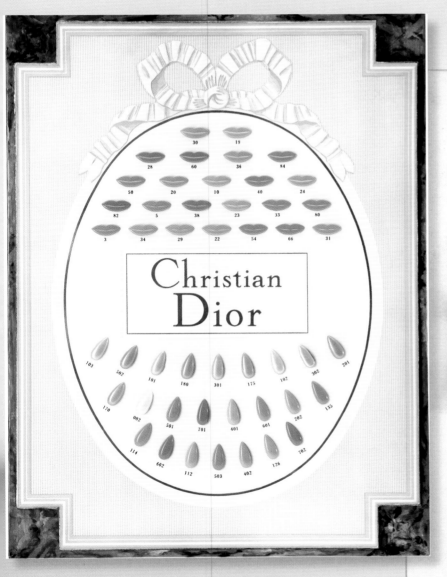

Christian Dior, nuancier de vingt-quatre teintes
de rouge à lèvres et vingt-quatre teintes de vernis à ongles, années 1960.
Christian Dior, shade chart of twenty four lipsticks and nail enamels, 1960.

Lasègue, panneau publicitaire illustré polychrome
avec nuancier cinq teintes années 1930.
Lasègue, polychrome illustrated advertising panel
with a five color shade chart, 1930s.

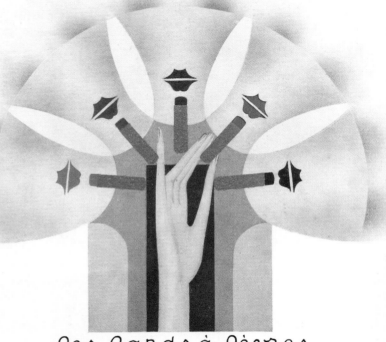

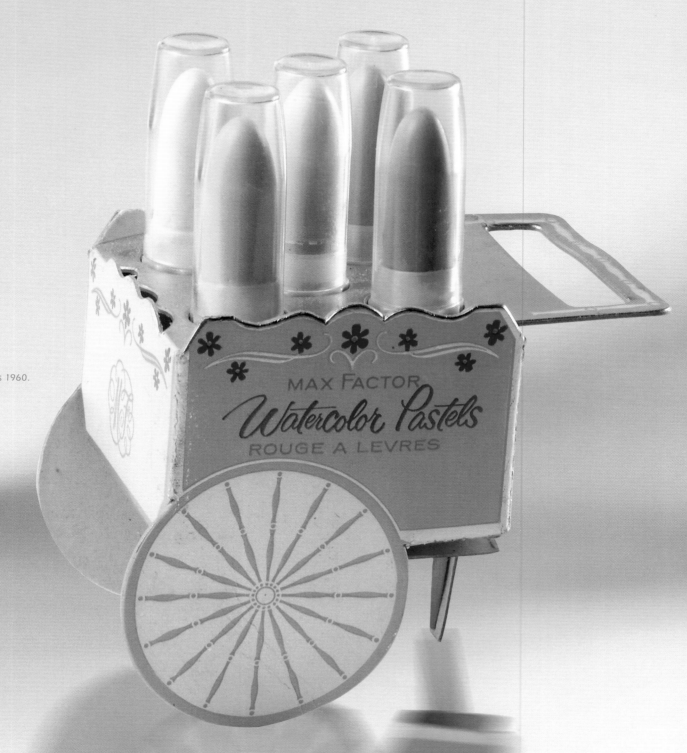

Max Factor
Watercolor Pastels, années 1960.

Elizabeth Arden
Moore Mac Cormack,
1954.

Perrier, *Perrier, c'est Fou*, années 1990.

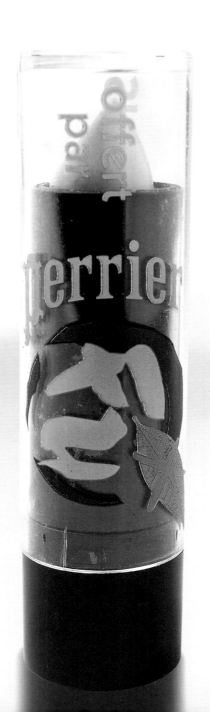

Carstairs, années 1950.

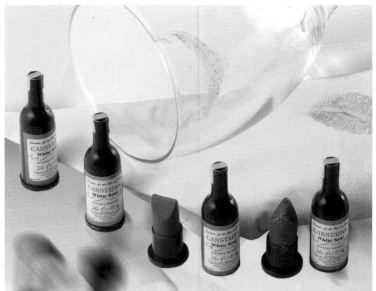

Lancôme, publicité pour trois étuis grand luxe de rouge à lèvres, années 1950.

Stratton, étui éventail, années 1950.

117

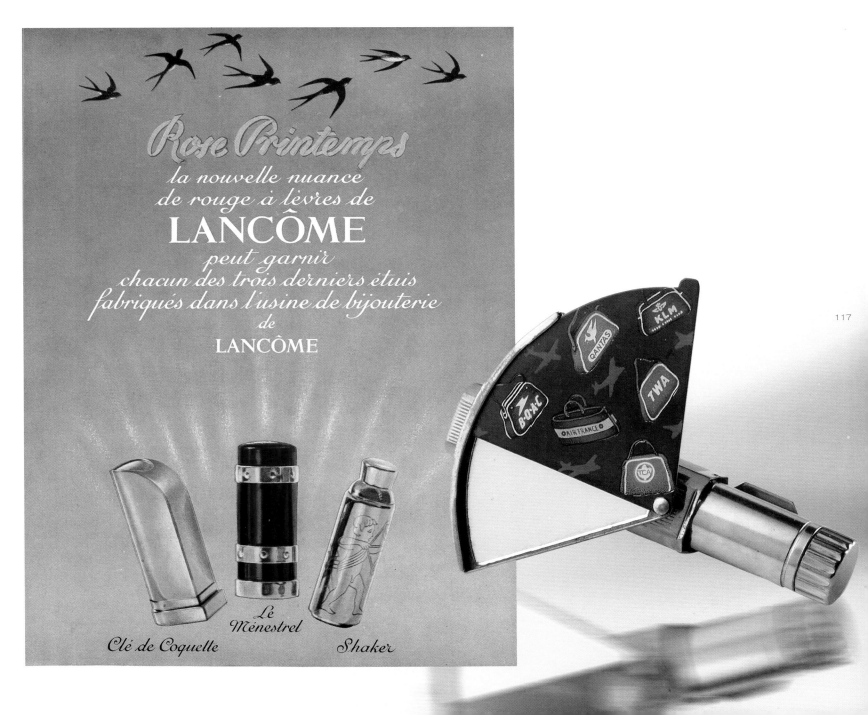

Vous avez dit « Lèvrologie » ?

Est-ce une nouvelle variante de la morphopsychologie vue uniquement sur le plan des lèvres ? Oui, en effet, car lire sur les lèvres ne se limite pas au langage des sourds-muets. Pulpeuses, boudeuses, charnues, fines, ou minces, les lèvres peuvent révéler un aspect du caractère et de la psychologie d'une femme. Classée dans la zone inférieure d'un visage, zone des instincts, la bouche révèle les appétits de la personne. Même si la morphopsychologie reste sujette à de diverses interprétations et suscite des réserves, la bouche exprime toute la personnalité d'un être parce qu'elle est la signature d'un visage et le porte-voix de toutes les émotions. C'est pourquoi, une galerie de portraits de bouches s'impose pour comprendre l'analyse morphopsychologique d'un type de femme.

Lèvres minces pincées : caractère volontaire voire autoritaire, en quête de valeurs morales, aimant l'ordre et la discipline, peu expansif, ayant une sensualité cachée. Caractère ayant le sens du devoir qui souvent refuse l'autocritique. Parfois sanguin et colérique, ce caractère plutôt renfermé peut s'exprimer avec méchanceté sans mesurer les conséquences de ses paroles.

Lèvres fines et proportionnées : caractère ayant une sensualité sélective mesurée, préférant la qualité à la quantité, privilégiant la réflexion à l'impulsivité, parfois difficile à vivre du fait de cette insatiable quête de perfection et d'équilibre. Ce caractère subtil est souvent attiré par les extrêmes tout en négligeant l'essentiel.

Lèvres charnues : caractère bon vivant, d'une grande sensualité, heureux de vivre et gourmand de la vie, épicurien dans tous les domaines, aimant l'échange. Caractère positif en qui on peut avoir confiance, optimiste ayant une certaine aura qui attire l'autre.

Lèvre inférieure charnue et lèvre supérieure mince : caractère autoritaire et sensuel, manipulateur, calculateur, jaloux, et parfois destructeur, donnant rarement sa confiance aux autres, déterminé dans ses choix selon une stratégie bien pensée. Aimant satisfaire ses appétits souvent aux dépens des autres.

Lèvre supérieure charnue et lèvre inférieure mince : caractère placide, rêveur, et parfois trop lymphatique, indécis et tracassé avec une cer-

Did you say the Psychology of Lipstick?

It's a new version of morpho-psychology just for the lips. There's a whole art to reading lips that's not only for the deaf and dumb. Plump, sulky, full or thin, lips can reveal a woman's personality and exactly how her mind works. The mouth is in the lower part of the face, in the instinct zone which reveals a person's appetite. Even if morphopsychology remains a question of interpretation and leaves many people skeptical, the mouth expresses the personality because it is the signature of the face and the voice of all its emotions. This is why a gallery of mouth portraits is needed to understand the morphopsychology of various types of women.

Thin, tight lips: a self willed, even bossy character, in search of moral values, likes order and discipline, not very outgoing with a hidden type of sensuality. Someone with a sense of duty who often refuses self-criticism. Hot tempered, but rather withdrawn, she has a spiteful streak and doesn't realize how much she can hurt other people.

Delicate and well proportioned lips: a controlled and selective sensuality, who prefers quality to quantity, prefers to think things out rather than act on impulse, sometimes difficult to live with because of an insatiable quest for perfection and equilibrium. A subtle personality often attracted by extremes who tends to forget the basics in life.

Full lips: fond of the good life, very sensual, in love with life and lives it to the full, an epicurean in every way who loves to exchange with others. Very positive, a personality you can trust, an optimist with a certain charisma.

Full lower lip and thin upper lip: bossy but sensual, manipulative, calculating, jealous and sometimes destructive, rarely trusts other people, aggressive in her moves, made according to a well thought out strategy. Likes to satisfy her appetite, often at other people's expense.

Full upper lip and thin lower lip: placid, a dreamer, sometimes lymphatic and laid back, she's not good at making decisions. Doesn't have a single bad bone in her body, enjoys life but doesn't indulge in excess but has very little understanding of other people.

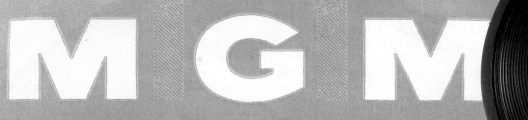
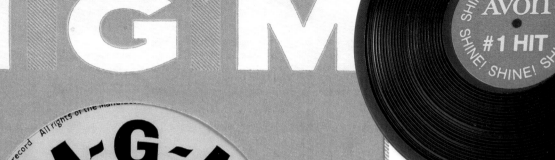

Avon, 1 Hit, années 1970.

Connie Francis, *Lipstick on your Collar*, 1959.

taine mollesse dans ses choix et ses décisions. Doté d'aucune dose de méchanceté, ce caractère épicurien sans excès, est confronté à une grande incompréhension des autres.

Si la forme des lèvres révèlent quelques aspects de la personnalité d'une femme, le rouge à lèvres durant son utilisation peut être également très révélateur d'une sensibilité et d'un caractère. La forme du raisin évoluant au cours de son utilisation peut trahir certains secrets. Lire la personnalité d'une femme à partir de la forme de son bâton de rouge durant son utilisation est une théorie venue des États-Unis.

Neuf formes de raisin définiraient
Neuf types de femme

Forme tronquée galbée à une dent

Femme ambitieuse allant droit au but, dotée d'un grand sens de l'humour, sociable avec autrui et soucieuse de son image, serviable et aimant faire plaisir à son proche entourage. Un type de femme souvent chanceuse en affaires et promise à une belle carrière professionnelle.

Forme tronquée inclinée

Femme ayant soif d'absolu et de perfection dans la vie, excessive parfois, honnête et complexe dans ses choix, grande amoureuse et parfaite amante, ayant un humour paillard, se sentant souvent incomprise, tout en étant confidente des plus terribles secrets.

Forme plate

Femme timide, prenant du recul et gardant son sang-froid en toute circonstance, fidèle pour le meilleur et souvent pour le pire car elle ne vous abandonne jamais en cas de coup dur, à l'écoute des autres, délicate et romantique, consciencieuse dans le monde du travail.

Forme tronquée chaise inclinée

Femme aimant l'amitié et la convivialité, réceptive aux autres, ayant les qualités pour recevoir chez elle, mais qui parfois peut se révéler lunatique et d'humeur changeante.

Forme balle de fusil

Femme secrète qu'il faut charmer pour entrer dans sa sphère personnelle, et lorsque vous avez gagné sa confiance, elle devient tendre, et pleine d'attentions surprenantes. Reconnue pour son intelligence, elle

If the shape of the lips reveals certain aspects of a woman's personality, the shape of a lipstick can also reveal certain things about her, even down to her darkest secrets. The shape of a lipstick changes with use and is often very different from woman to woman. Reading a woman's personality from the shape of her lipstick is a theory that started in the United States.

Nine shapes of lipstick define
Nine types of women

The pointed head

Sign of an ambitious woman driving towards a goal but with a great sense of humor, very sociable but worried about her image, always willing to help the people around her. The type of woman who is good at business and destined for a very successful career.

The hard edge

A nagging, almost excessive, perfectionist, she's honest but complicated, falls in love often, is a great lover and has a bawdy type of humor. She often feels misunderstood but is a great keeper of even the most terrible secrets

The flat edge

Shy and withdrawn, she always keeps her cool in every situation, faithful for better and often for worst because she will never give up, whatever the circumstances, always ready to listen, thoughtful and romantic, knows how to get a job done

The reclining chair

A woman who loves friendship and conviviality, very receptive, always ready to invite people over. Can also be moody and unpredictable.

The bullet

A secret kind of woman it takes time to get to know, but once she trusts you she is charming and full of surprises. Intelligent and cultivated, she has very good taste; she can be a faithful ally especially in business. But be careful, she may not always be what she seems! She can be a real bomb!

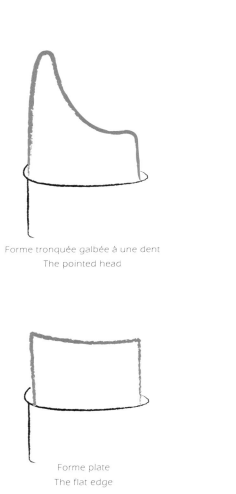

Forme tronquée galbée à une dent
The pointed head

Forme tronquée inclinée
The hard edge

Forme tronquée chaise inclinée
The reclining chair

Forme plate
The flat edge

Forme balle de fusil
The bullet

Forme larme
The teardrop

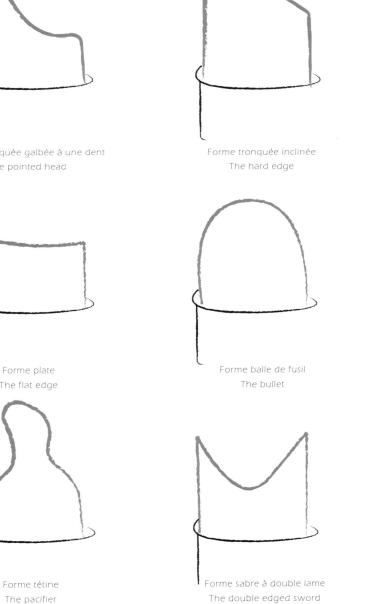

Forme tétine
The pacifier

Forme sabre à double lame
The double edged sword

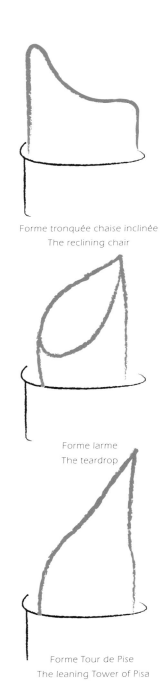

Forme Tour de Pise
The leaning Tower of Pisa

est cultivée et a un sens de l'esthétique, elle peut être une fidèle alliée en milieu professionnel. En conclusion, ne vous fiez pas à l'apparence ! c'est une vraie « bombe » !

Forme tétine

Femme-enfant quelque peu capricieuse dans ses choix et ses attitudes, frivole, dépensière et parfois irresponsable face à toutes situations fâcheuses.

Forme sabre à double lame

Femme ayant une double personnalité, vivant un conflit intérieur dû à ses choix, ses divergences, et ses qualités, aimant la compagnie d'amis fidèles, dévouée à sa famille, loyale et ouverte d'esprit.

Forme tour de Pise

Femme impulsive et obstinée dans ses choix, curieuse de tout, aimant explorer et découvrir le monde, volubile, expansive, aimant la fête, parfois hystérique et instable.

Forme larme

Femme secrète et intuitive, aimant la discrétion, agissant dans l'ombre avec intelligence et talents, courageuse, prête à faire face à toute épreuve de la vie.

« LÈVROLOGIE » EN CHIFFRES :

Se mettre du rouge à lèvres, gestuelle de la beauté de la femme libérée du XXe siècle, hors connotation érotique et abstraction faite de sa portée psychologique, se mesure en chiffres… qui eux, ne mentent pas :

En 1946, sur un échantillon de cinquante millions d'Américaines, 99 % d'entre elles utilisaient le rouge à lèvres.

En 1986, les ventes mondiales de rouge à lèvres ont généré un chiffre d'affaire de 580 millions de dollars, alors que celles du *gloss* se sont chiffrées à 140 millions de dollars.

En 1997, 45 millions de rouges à lèvres se sont vendus en Grande-Bretagne. Aux États-Unis, selon William Cane, auteur du livre *L' art d'embrasser*, 67 % des hommes ne sont nullement gênés d'embrasser une femme portant du rouge à lèvres, 25 % des hommes n'aiment pas embrasser une femme portant du rouge à lèvres à cause de son parfum ou de son arôme.

The pacifier

A child-like woman, whimsical in her decisions and her attitudes, frivolous, a big spender and sometimes irresponsible when faced with distressing situations.

The double edged sword

Reveals a dual personality, always in conflict with her decisions, her disagreements and her qualities, likes the company of good friends, devoted to her family, loyal and open minded

The leaning Tower of Pisa

Impulsive and stubborn, very curious, loves to explore and discover the world, talkative, expansive, loves to party, can also be a bit hysterical and unstable.

The teardrop

Secret, intuitive and very discreet, works behind the scenes with intelligence and talent, a lion-heart, always ready to face anything life brings her.

THE PSYCHOLOGY OF LIPSTICK IN FIGURES:

Aside from its erotic undertone and psychological significance, the wearing of lipstick, that oh so feminine gesture of the liberated woman of the 20th century, can be measured in figures…and they don't lie.

In 1946 out of 50 million American women, 99% used lipstick.

In 1986 world lipstick sales generated a turnover of $580 million while gloss rang up $140 million.

In 1997, 45 million lipsticks were sold in the U.K.

In the United States, according to William Cane, author of the book "The Art of Kissing", 67% of men are not at all embarrassed about kissing a woman with lipstick but 25% don't like to because of its perfume and flavor.

Apart from these figures, in 2001 in the United States lipstick became a measure of consumer moral in times of economic difficulties. The Lipstick Index, an expression invented by Leonard Lauder, eldest son of Estée and President of the large American cosmetics group, appeared at the same time as the economic crisis in 2001, when there was

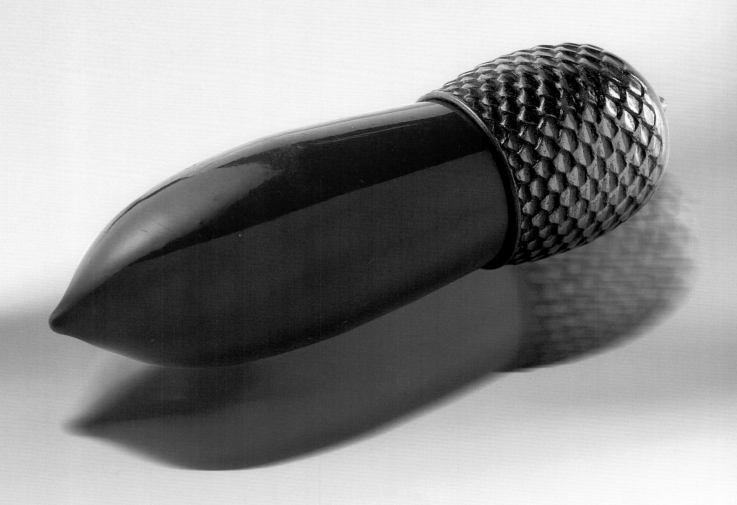

Travail américain, années 1930.

En marge de ces chiffres, le rouge à lèvres aux États-Unis est devenu à partir de 2001 un baromètre du moral des consommatrices en temps de difficultés économiques. En effet, le « Lipstick Index », expression inventée par Léonard Lauder, fils ainé d'Estée, président de ce grand groupe américain de cosmétiques, serait né à la suite de la crise économique de 2001, évènement ayant provoqué une explosion des ventes de rouges à lèvres. Une croissance des ventes de rouges à lèvres de 11 % a été enregistrée en 2001, mais est-ce réellement lié à la crise économique ? Acheter du rouge à lèvres afin de se sentir plus belle pour affronter les difficultés du quotidien, explique-t-il cette idée du « Lipstick Index » ? Que ce soit en temps de récession, ou bien en temps de prospérité, le rouge à lèvres s'est toujours très bien vendu. Séduisante idée qu'est ce « Lipstick Index » mais on ne peut affirmer qu'il y a une relation de cause à effet entre le volume de ventes de rouges à lèvres et la conjoncture économique.

Quant à la *Lipstickmania*, elle se manifeste par la présence continue du rouge à lèvres (que ce soit le rouge en lui-même ou bien l'étui qui le protège) dans la chanson de variété, dans de différents styles de musique, en littérature, au cinéma et à la télévision, en architecture, dans la mouvance des libertés sexuelles, jusqu'à faire l'objet d'une polémique durant la campagne des élections présidentielles américaines.

Lipstick on the Collar chanté par l'Américaine Connie Francis en 1959 est le premier disque 45 tours qui évoque le rôle compromettant des traces de rouge à lèvres laissées sur le col d'une chemise d'homme… Évocation d'un nouveau type de marivaudage et de libertinage moderne !

Vingt-deux ans plus tard, le rouge à lèvres est encensé par la chanson *Lipstick pour les hommes, lipstick pour les femmes*, mélodie et paroles de Daniel Balavoine qui brouillent les codes du féminin et du masculin… L'homme est-il l'avenir de la femme ou bien à l'inverse, la femme est-elle l'avenir de l'homme comme l'a chanté Jean Ferrat ? Confusion des rôles, Daniel Balavoine symbolise cette époque de la liberté sexuelle et de la disparition du clivage sexuel identitaire !

En 1984, la chanteuse britannique de Pop-Rock Pat Benatar dénonce la perversité du rouge à lèvres dans sa chanson *Lipstick lies* (le rouge à lèvres ment)… L'artificiel, le semblant, la fausse apparence, et le machiavélisme du comportement pour arriver à séduire, c'est cela le rouge à lèvres pour cette rockeuse provocatrice. Tel un masque, le rouge à lèvres est l'arme suprême pour jouer un rôle d'allumeuse ! Une vanité pour changer de personnalité !

a literal explosion in lipstick sales. An increase of 11% was recorded in 2001, but did it really have anything to do with the economic crisis? Does buying lipstick to feel beautiful in order to face reality really explain the idea of a Lipstick Index? In times of recession and prosperity, lipstick has always sold well. The Lipstick Index is a seductive idea but no one can say if there really is a relationship between the volume of lipstick sales and an economic crisis.

As for Lipstickmania, just look at the continuous presence of lipstick (either the stick itself or its case) in popular songs, in different styles of music, in literature, cinema and television, in architecture, in the sexual freedom movements, right up to being the subject of debate during the American presidential elections.

« Lipstick on Your Collar » sung by American singer Connie Francis in 1959 was the first single to talk about the danger of lipstick traces on a man's collar…a sign that true chivalry and gallantry were on their way out!

Twenty two years later, lipstick was acclaimed in the song "Lipstick for a man, lipstick for a woman", melody and words by Daniel Balavoine, that shuffle around with feminine and masculine roles. Is man the future of woman or is it the other way around ? Things are getting confused. Daniel Balavoine is the symbol of an era of sexual liberty and the disappearence of sexual identity.

In 1984 the British pop-rock singer Pat Benatar blew the whistle on the perversity of lipstick in a song called Lipstick Lies…artificial, pretense, false appearances and the machiavelism of seduction, that's lipstick for the provocative rock star. Just like a mask, lipstick is the ultimate weapon of enticement. And you become the victim of your own vanity!!

Lipstick traces came back in fashion in 2001 with the song of the same name by the Black American rap singer Rick Ross in his album "Guys just wanna have fun". Rap took hold of lipstick again in 2008 and made it dance to the rhythm of Lord Kossity's ragga-zouk music with the song Pause Lipstick. Then in a more swing 'n rock rhythm, Lipstick on the Mirror, by the German singer Sasha in 2009, turned lipstick into a writing instrument to declare his feelings, while two years earlier Maanam, a Polish singer, asks "whose lipstick is that on the glass" (Lipstick on the Glass).

In literature lipstick has been included in both stories and novels and

Les traces de rouge à lèvres redeviennent à la mode en 2001 avec la chanson *Lipstick traces* chanté par le rappeur noir américain Rick Ross dans son album *Guys just wanna have fun*. Le Rap s'est ainsi emparé du rouge à lèvres pour le laisser ensuite danser en 2008 aux sons du Ragga-Zouk de Lord Kossity avec sa chanson *Pause lipstick*... Puis dans un rythme plus swing-rock, *Lipstick on the mirror* chanté en 2009 par l'Allemand Sasha présente le rouge à lèvres comme un instrument d'écriture pour déclarer ses sentiments, alors que deux ans plus tôt Maanam, chanteuse polonaise se demande à qui est l'empreinte compromettante de rouge à lèvres laissée sur un verre ! *Lipstick on the Glass*!

En littérature, le rouge à lèvres s'est fait invité en 2008 dans des nouvelles et des romans : Mathews Aidan, dans un recueil de deux nouvelles intitulé *Du rouge à lèvres sur l'hostie* relate la vie d'une catholique Irlandaise rêvant d'un ailleurs meilleur, psychologiquement en conflit avec elle-même alors qu'elle a des sentiments pour un protestant...

La même année, dans le registre du drame psychologique, Tarik Noui nous relate une histoire d'infanticide dans une piscine municipale avec son roman noir *Rouge à lèvres sur le plongeoir*.

En 2007, le rouge à lèvres est mis en poésie dans le recueil de David Dumortier qui raconte l'histoire d'un petit garçon qui aime s'habiller en fille, *Mehdi met du rouge à lèvres* en est le titre ! Étrange, non ?

Au cinéma, on n'oubliera pas Margaux et Mariel Hemingway dans *Lipstick,* un film de 1976 relatant l'histoire d'un top model représentant une marque de rouge à lèvres victime d'un viol dans son milieu professionnel... Intrigues, vengeance, et meurtres constituent ce cocktail policier dont la musique est signée Michel Polnareff.

En revanche, dans le genre coquin, Eddy Lipstick est une des références dans l'industrie du film porno... Est-ce son vrai nom ? Probablement pas, car le choix de ce patronyme n'est nullement neutre compte tenu du genre de films commercialisés.

À la télévision américaine la chaine NBC diffuse depuis 2008 la série *Lipstick Jungle* racontant la vie de trois amies new yorkaises : une rédactrice en chef d'un important magazine de mode, une créatrice de mode, et une dirigeante d'un studio de cinéma... On y remarque la belle Brooke Shields dans le rôle de la dirigeante du studio de cinéma. La série devrait prochainement être diffusée sur une des chaînes françaises.

in 2008 Mathews Aidan, in a collection titled Lipstick on the Host, tells the story of an Irish Catholic in conflict with her own beliefs because she has fallen in love with a Protestant.

That same year and in the same vein, Tarik Noui tells the story about an infanticide in the local swimming pool in his thriller Lipstick on the Diving Board.

In 2007, lipstick was included in a poetry collection by David Dumortier called "Mehdi wears Lipstick" the story of a little boy who likes to dress up as a girl.

In the cinema, no one could possibly have forgotten Margaux and Mariel Hemingway in Lipstick, a film that came out in 1976 and tells the story of a top model for a brand of lipstick who gets raped by her music teacher – intrigue, vengeance and murder make up this police thriller cocktail with music signed by Michel Polnareff.

In a completely different style, Eddy Lipstick is a producer of pornographic films...but is that really his name? I doubt it because the choice is hardly neutral considering the type of films he makes.

On American television NBC has been showing the successful series Lipstick Jungle since 2008, the story of three New York girl friends: the editor of a major fashion magazine, a fashion designer and the director of a cinema studio...the beautiful Brooke Shields plays the part of the cinema studio director. The series is to be shown shortly on French television.

In architecture, the pride of New York is called the Lipstick Building, a 138 meters high skyscraper in the shape and color of a lipstick. It stands at 885 Third Avenue in the middle of Manhattan, was designed by the architects John Burgee and Philip Johnson and inaugurated in 1986.

Lipstick has become the symbol of absolute femininity in the American lesbian movement. Gone are the images of the truck driver or the biker, lesbians are now claiming the right to their femininity. They have no desire for revenge or any wish to be like a man, they just want to be allowed to be women. Priscilla Rhode, a San Francisco journalist, launched the Lipstick movement in 1985 for lesbians proud to be women, who follow fashion and wear lipstick. A strange choice for the symbol of a lesbian movement when it is so well known as a phallic symbol...

En architecture, une des fiertés de New York se nomme le *Lipstick Building*, un gratte-ciel de 138 mètres ayant la forme stylisée et la teinte d'un rouge à lèvres situé au 885 Third Avenue en plein Manhattan. Un bâtiment construit par les architectes John Burgee et Philip Johnson, inauguré en 1986.

Le rouge à lèvres est aussi devenu le symbole de la féminité absolue dans la mouvance lesbienne américaine. En effet, les images de la camionneuse ou de la motarde furent rejetées par un nombre de lesbiennes revendiquant leur identité de femme. Pas de féminisme revanchard, ni de désir d'être comme un homme ! Mais d'être une femme épanouie dans sa féminité tout simplement. Priscilla Rhode, journaliste de San Francisco, lance en 1985 le mouvement «Lipstick» regroupant les lesbiennes fières d'être féminines puisqu'elles suivent la mode et portent du rouge à lèvres. Étrange choix pour symboliser un mouvement lesbien compte tenu de la forme phallique du rouge à lèvres ?

Il est peu vraisemblable que Sarah Palin durant la campagne des élections présidentielles américaines en 2008 se soit reconnue dans ce mouvement « Lipstick ». Toutefois le rouge à lèvres a fait l'objet d'une vraie polémique entre la digne directrice de campagne de John Mac Cain et le candidat démocrate Barack Obama. Sarah Palin bien maladroite pour défendre son camp républicain dans la course à la Maison Blanche s'est comparée à un pit bull portant du rouge à lèvres, féminité oblige, afin de prouver sa pugnacité et sa ferme détermination pour s'opposer à Barack Obama, lequel avec ironie et sourire bien moqueur lui rétorqua : « Vous pouvez mettre du rouge à lèvres à un cochon, cela reste un cochon »… La polémique fit la une de la plupart des journaux américains… Nombre de gadgets et d'articles furent édités à cette occasion, notamment un macaron représentant Barack Obama portant du rouge à lèvres avec le slogan « If Lipstick is all it takes, Vote Obama ! »… Fair play américain et humour bon enfant pour sensibiliser les électeurs !

Sarah Palin en cas de victoire de John Mac Cain avait prévu pour asseoir sa popularité la création et le lancement d'une gamme de rouges à lèvres sous la marque « Sarah Barracuda », commercialisée par la chaine de magasins Walmart : un projet avorté suite à la victoire très attendue de Barack Obama, symbole d'une nouvelle Amérique.

It is unlikeley that Sarah Palin saw herself as part of the Lipstick movement during the American presidential campaign of 2008. But even so, lipstick was the subject of a conflict between John McCain's campaign director and the democrat candidate, Barack Obama. Sarah Palin tactlessly tried to defend the republican side in the race to the White House, by comparing herself to a pit bull wearing lipstick, to show how aggressive and determined she was to stand up to Barack Obama. The sarcastic reply was: "You can put lipstick on a pig, but it's still a pig…" A fight that made the American headlines and was followed by all sorts of gadgets including a badge with the slogan "If Lipstick is all it takes, Vote Obama!" American fair play and tongue-in-cheek humor to obtain more votes.

If John McCain had won, Sarah Palin planned to increase her popularity by creating a range of lipsticks called Sarah Barracuda distributed by Walmart. A project that ended abruptly with the highly predictable victory of Barack Obama, symbol of a new America.

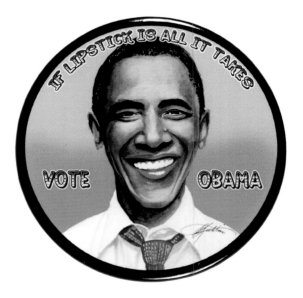

Badge humoristique édité durant la campagne présidentielle américaine en 2008 et commercialisé sur le net par le site www.lovepoliticalbuttons.com

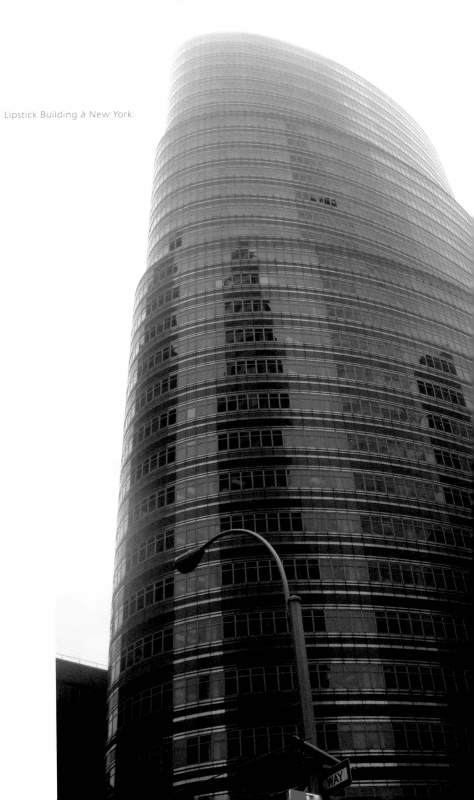

Lipstick Building à New York.

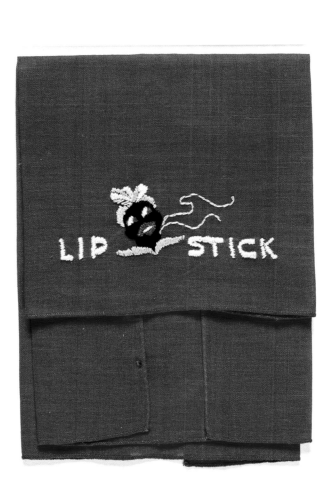

Mouchoir brodé pour estomper le rouge à lèvres
lors de son application datant des années 1950.

Embroidered lipstick blotter handkerchief from the 1950s.

LE ROUGE À LÈVRES, C'EST AUSSI ET SURTOUT LA TENDRESSE DU BAISER…

La marque d'un baiser au rouge à lèvres, c'est la plus intime signature d'une intense sensualité doublée de tendresse… Certains hommes la gardent en mémoire en étant à la fois fiers et émus, d'autres la recherche et la vénère comme trophée ! C'est ce que raconte Brice Torrecillas dans son roman paru en 2003 intitulé *L'Ombre et le Fard* : un homme amoureux des femmes et de leurs artifices vivant de différentes histoires d'amour devient collectionneur d'empreintes et d'autographes au rouge à lèvres…

Ce collectionneur très certainement aurait eu le coup de foudre pour le *Lips Tag* œuvre de Serge Mansau, sculpteur et metteur en forme des plus beaux parfums lancés ces quarante dernières années…
Homme-enfant farouche et tendre ayant débuté comme décorateur dans le monde du théâtre, Serge Mansau est devenu suite à sa rencontre inattendue avec Helena Rubinstein, le grand sculpteur-créateur de flaconnages les plus emblématiques de la parfumerie contemporaine : *Organza* de Givenchy, *Flower* de Kenzo, *24 Faubourg* d'Hermès, et *Insolence* de Guerlain sont parmi ses plus belles créations.

LIPSTICK – MOST OF ALL THE TENDER ROMANCE OF A KISS…

A lipstick kiss is the most intimate signature of intense sensuality and tender romance…Some men remember it proudly and emotionally, others search it out and venerate it like a trophy.

Or so tells Brice Torrecillas in his book released in 2003 called L'Ombre et le Fard (The Shadow of Make Up) the story of a man in love with women and their artifacts, with many love affairs behind him and who has now become a collector of prints and autographs in lipstick…

A collector who would certainly have been taken with Lips Tag, a work by Serge Mansau, sculptor and creator of the most beautiful perfume bottles over the last forty years. Tender, vulnerable and farouche, he started out in the theatre but after an unexpected encounter with Helena Rubinstein, Serge Mansau became the great sculptor-creator of some of the most famous contemporary perfume bottles; Organza by Givenchy, Flower by Kenzo, 24 Faubourg by Hermès and Insolence by Guerlain, are among his most famous creations.

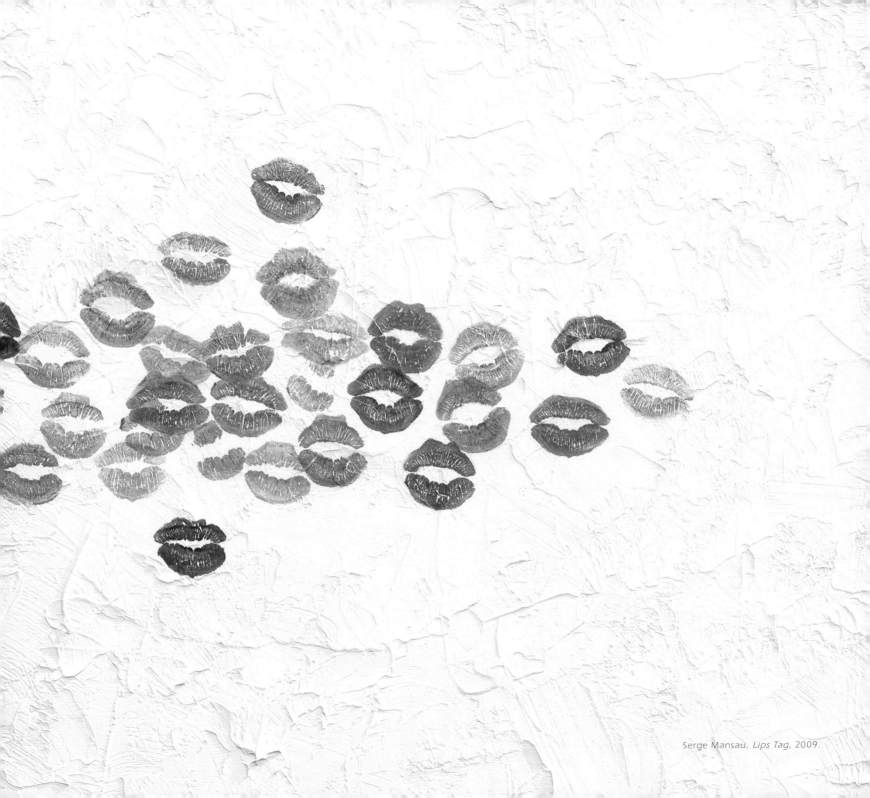

Serge Mansau, *Lips Tag*, 2009.

Mémoires et visions du rouge à lèvres

Memories and visions of red

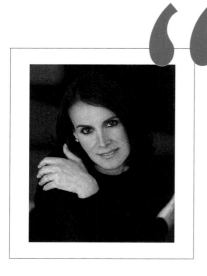

"

Je me souviens du premier rouge que j'ai porté… Je devais avoir cinq ans et il était rouge géranium éblouissant ! Et à quatorze ans, j'ai porté mon premier fard à lèvres, un rose nacré, très pâle, très irisé entre bumble-gum et buvard, j'ai tellement aimé cette couleur… C'est auprès de Monsieur Yves Saint Laurent que j'ai découvert l'audace des couleurs, une certaine sophistication entre provocation et retenue, et surtout l'inimitable pouvoir de séduction d'une bouche rouge ».

Comment porter un rouge à lèvres ?

On peut porter un rouge très vif sur un visage presque nu même si c'est toujours mieux d'avoir un peu d'anti-cerne par-ci par-là sur le teint, pour effacer les ombres. Avec un vrai rouge vif on peut se passer d'un maquillage des yeux. Pour cette saison, j'aime particulièrement les camaïeux couleur chair qui décline des tons naturels beige, brun rosé, rouge sépia, aussi bien sur les yeux, le teint que les lèvres, un monochrome très embellissant pour toutes les peaux.

Si je déterminais un code couleur pour le rouge à lèvres ?

Vrai rouge : féminité proclamée, diablement bien dans sa séduction, passionata et ultra glam, personnalité sans détours, smart et indépendante… très Carmen des temps modernes… et si je t'aime prends garde à toi !!!

Rose bonbon : fashion addiction, vintage barbe à papa, j'ose donc je suis… un brin espiègle, un brin provoc, très ange mais aussi démon… Paris Hilton trend setteuse ! Je me délecte des allures baby-doll pour réveillons disco.

Orangé : psychalica mania… graphique mécanique, branchée vitaminée, sweet acide, gourmande, mutine, candide, dynamique, j'aime la fête façon pschitt tonic.

Cerise noire presque mauve : femme mystère, altière, un peu sévère ! précises, exquises… les lèvres murmurent sans trop bouger… leur silence en dit long… un brin narcotique, ultra dramatique, c'est une beauté théâtrale… qui ne supporte pas les débordements.

Beige : cool, ultra chic, très top model, j'aime le « nude » clean et sophistiqué, le sourire est pulpeux, le regard smocky… J'ai l'air sage, un peu BCBG ? … ne pas se fier aux apparences… Sous le neutre « ton sur peau » un peu crème glacée brûle une bouche prête à embrasser.

I remember the first time I wore lipstick…I must have been about 5 and it was a gorgeous Red Geranium! At 14 I wore my first lip rouge, a very pale, pearly pink, almost iridescent, somewhere between bubble gum and baby pink, I absolutely adored this color…But it was with Yves Saint Laurent that I discovered what really daring colors were, a certain sophistication somewhere between provocation and sobriety, and above all the inimitable power of seduction of red lips.

How do you wear lipstick?

You can wear a very bright red lipstick with practically no make up at all although it is always better to wear a little bit of concealer here and there (to hide any shadows). With a really bright red, you don't need eye make up. This season I am particularly fond of skin colored shades, which come in natural beige, pinky brown or sepia red which can be used on the eyes, face and lips, a very flattering combination for all types of skin.

If I had to choose a color code for Lipstick?

Real Red: a declaration of total femininity, terribly seductive, passionata and ultra glamorous, a smart, independent and outspoken personality… a modern day Carmen… and if I love you, you'd best beware!

Candy Rose: fashion addiction, candy floss time, I dare therefore I am… a wisp of mischief, a wisp of provocation, an angel but also a demon… Paris Hilton the trendsetter! I love that baby doll look for exciting disco nights

Orange: psychalica mania, graphic, mechanic hip and full of energy, sweet acid, gourmand, mutinous, candid, dynamic, I just love to party.

Black Cherry almost Purple: a woman of mystery, haughty, severe, a true snob! Precise, exquisite… a murmur of the lips that hardly move… silence has many words… narcotic, ultra dramatic, theatrical beauty… without the slightest excess.

Beige: cool, ultra chic, top model style, I love clean and sophisticated bare lips, a luscious smile, eyes with that smoky look. I look the well behaved and sensible, up market and trendy…but don't be fooled by appearances… underneath that icy neutral look there's a mouth dying to be kissed

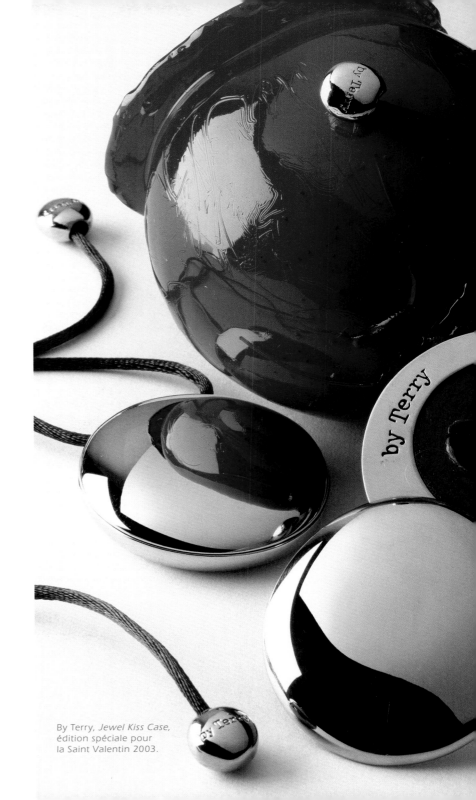

By Terry, *Jewel Kiss Case*, édition spéciale pour la Saint Valentin 2003.

Nicolas Degennes directeur artistique, maquillage et couleurs, Givenchy

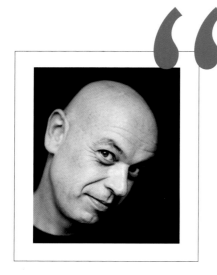

"

Ma vision du rouge à lèvres, c'est la vision de la vie. Sans couleur, une femme n'existe pas. Que dis-je ? Un être n'existe pas! pourquoi une femme ? Les hommes au XVIIIe siècle ne l'oublions pas, ont porté du rouge à lèvres. Le rouge à lèvres est une notion de vie. C'est une notion sanguine et le sang nous amène à la Vie. Quant à la bouche, elle est selon moi un moyen de s'exprimer. C'est aussi le moyen d'aimer et de rencontrer l'Autre. Que dire de la couleur rouge si ce n'est qu'elle est parfaite et idéale pour les lèvres… Le rouge, le rouge forever parce que c'est sexy et statutaire. On peut jouer avec la couleur rouge de toutes les manières. Le rouge, c'est un comportement. C'est la couleur la plus forte. Enfin, je dirai que c'est la femme qui fait la couleur, et non pas l'inverse ».

134

My idea of lipstick is that it's a vision of Life. Without color, a woman doesn't exist. What am I saying? Nobody can exist… not just women. Let's not forget that men also wore lipstick during the 18th century. Lipstick is a notion of life. It's the color of blood and blood gives life. As for the mouth, for me it's a means of expression, that's how you get to know someone, even fall in love. What can I say about red except that it's perfect and ideal for the lips…red, red forever because it's sexy and it's allowed. You can play with red in so many different ways. Red is a kind of behavior. It's the strongest color of them all. Finally, I think it's the woman who makes the color, not the other way around.

Stratton, étui Éventail, années 1950.

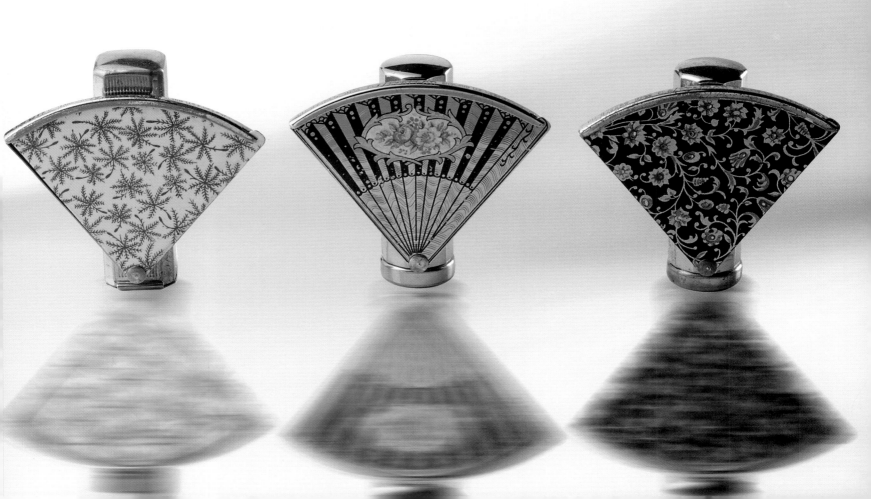

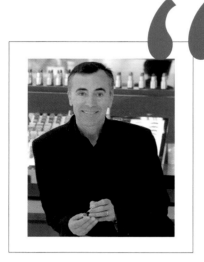

"

Mes premiers souvenirs concernant le rouge à lèvres remontent à ma tendre enfance jusqu'à mes dix ans. La mode était aux bouches rouges, le « Rouge Baiser » faisait fureur, et j'étais fasciné par l'éclat que prenait le visage de ma mère lorsqu'elle appliquait avec dextérité son rouge à lèvres.

Je préfère les lèvres estompées de rouge, je n'aime pas les rouges trop brillants qui accentuent les défauts des lèvres. Une fois le rouge appliqué sur les lèvres, il faut l'estomper avec un mouchoir pour absorber les corps gras et pour laisser un film de pigments qui adhèrent aux lèvres sans donner une sensation d'épaisseur. Non seulement l'effet est plus soigné mais aussi le rouge à lèvres tient beaucoup mieux.

Quand l'accent est mis sur la bouche par des couleurs intenses, il faut que l'ensemble du maquillage reste très discret et léger. Les teintes basiques incontournables les plus vendues vont des bois de rose aux bordeaux et des sépias aux tons cuivrés. Dans certains pays comme l'Allemagne, ce sont les orangés qui demeurent en tête du hit-parade des ventes.

Grâce au rouge à lèvres, on peut corriger les asymétries d'une bouche, et rééquilibrer les traits d'un visage. En mettant en valeur la bouche, vous allez mettre en relief les expressions d'un visage, donc en révéler d'avantage les émotions »

The first thing I remember about lipstick goes back to when I was 10. Red lips were in fashion and Rouge Baiser was all the rage. I was fascinated by the way my mother's face lit up as soon as she put on lipstick.

I prefer lips smoothed over with red, as I don't really like really bright reds which bring out the lip's imperfections. Once lipstick is applied, it needs to be blended in with a tissue to absorb the greasy part and leave a film of pigment which stays on the lips and doesn't look at all thick. Not only does it look much better groomed, the lipstick will last a lot longer

When the mouth is fully emphasized with really intense color, everything else about the make up needs to be light and subdued. The best selling basic shades go from rosewood to burgundy and from sepia to copper. In certain countries like Germany, orange remains the best selling color of all.

With lipstick you can correct the asymmetry of the mouth and rebalance the features. By giving emphasis to the mouth, you bring out all the face's expression and emotion.

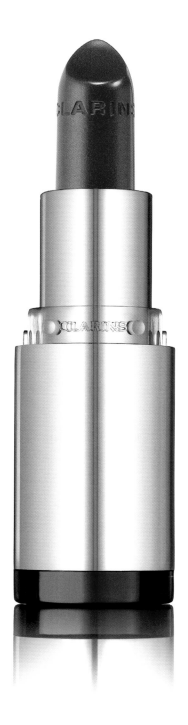

Clarins, *Joli Rouge*, 2007.

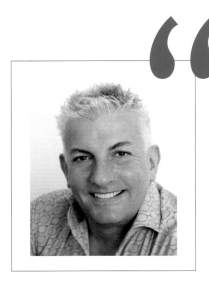

" "

Rouge sang ou rouge rubis, rouge écarlate ou rouge de confusion, le rouge partenaire idéal de la femme idéale et parfois théâtrale, qui, lorsqu'il devient rouge à lèvres, impose un code secret d'un code « make up » inavouable.

Il suffirait qu'une femme devine un seul instant tout ce qu'il implique d'érotisme dans l'inconscient collectif masculin pour qu'elle se transforme virtuellement en bâton de rouge à lèvres. Ce même rouge dont le parfum au diapason du coloris évoque toutes les femmes adulées pour une raison ou une autre.

Il est à la femme ce que le clin d'œil est à l'homme, promesse d'étreinte, irrésistiblement incitatif. Il habille ou déshabille celle qui le porte au gré de son humeur. Il dépose sur les lèvres de l'homme une emprise et un message mystérieux, et capture momentanément ou à jamais l'âme de l'heureux élu.

Parce qu'il vous aime aux lèvres pulpeuses et parfaitement dessinées, il s'applique religieusement, révélant dans un moment magistral de silence et de beauté tout le non-dit de la créature qui l'a choisi. Moment extatique où le rouge pas forcément rouge accepte de prendre pour époux le gloss, annonçant tous deux en ne faisant qu'un, l'ultime baiser. De jour comme de nuit et sous toutes les latitudes, il impose sa domination tout en se soumettant à vos caprices. Alors pourquoi oublier Cupidon ? Attraction jamais répulsion, sans désillusion et pour toute génération, voyez Rouge ! »

138

Blood red or ruby red, scarlet or red confusion, the ideal and sometimes theatrical partner for a woman, when it's lipstick, imposes a secret code, a make up code that must never be revealed.

If a woman could imagine just for a moment exactly what lipstick represents in a man's mind, she would literally turn herself into a lipstick That very lipstick with its highly colored perfume, enough to remind him of every women he has ever worshiped.

It is to a woman what a wink is to a man, the promise of an irresistibly provocative embrace. It can dress or undress its wearer according to the mood. It puts a thrall and a mysterious message on the lips of any man, and captures momentarily or forever his beloved's soul.

Because it loves you with your full sensual and perfectly outlined lips, it applies itself religiously, reveling in a magisterial moment of silence and beauty, of everything unsaid about the creature that has chosen it.

A moment of ecstasy when lipstick and gloss become one in the ultimate Kiss. Day and night and in every latitude, it dominates and compels but is always ready to submit to your every whim. Cupid can live forever! Red! Ever attractive never repulsive, it knows no disillusion and has been and will be loved by every generation.

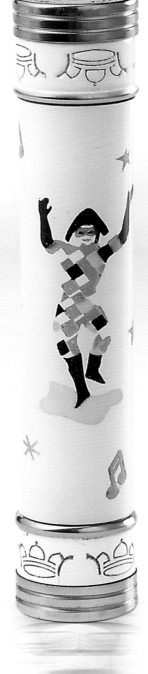

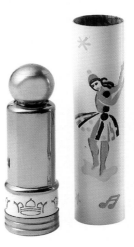
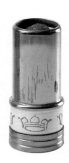

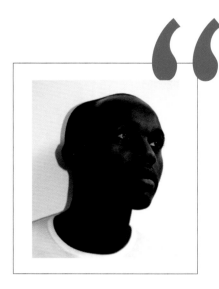

J'aimerai vous avoir tous les matins dans ma salle de bains» tels sont les propos de la plupart des femmes que rencontre Pavel, jeune maquilleur talentueux itinérant dans les grands magasins parisiens. Formé par Thibault Vabre, et ayant suivi une formation de maquilleur chez Clarins, Pavel Gonin a l'intuition et l'amour de la couleur parce qu'il est lui-même homme de couleur ! Durant son enfance, le dessin et le coloriage furent ses premières émotions. La polychromie l'a toujours fasciné, un héritage culturel conscient ou inconscient de ce jeune Afro-Européen sensitif, sensuel, sensible non seulement aux teintes vives des tissus traditionnels africains mais aussi à la grandeur des peintres classiques espagnols et italiens, en particulier Léonard De Vinci…

Selon lui, toute femme a un capital de séduction à valoriser, défi en soi qu'il s'impose par ses mots : « J'aime maquiller toutes les femmes afin de les rendre sûres d'elles », « le maquilleur doit rassurer chaque femme », « Une femme a le droit d'être le contraire de ce qu'elle est en apparence »… Pavel maquille avec audace et intuition. Selon lui, les lèvres sont la plus belle signature d'un visage… Lèvres soyeuses discrètes et mutines, ou bien lèvres pulpeuses provocantes et coquines, Pavel les aiment plutôt parées de rouge garance que de rouge corail, teinte qu'il considère quelque peu surannée…

Ses égéries ? deux noms lui viennent à l'esprit : Marilyn Monroe et Mariah Carey… Quant aux hommes, eux aussi ont le droit et le devoir en matière de beauté, et la provocante idée d'un maquillage au masculin signé Jean-Paul Gaultier ne lui est pas indifférente, bien au contraire ! Quant à vous, Mesdames, si vous croisez Pavel sur un podium make up d'un grand magasin, laissez-vous faire, et vous serez rassurées !»

I want you every morning in my bathroom. That's what most women who meet Pavel, young and talented travelling make up artist in Parisian department stores say. Trained by Thibault Vabre, and make up artist with Clarins, Pavel Gonin has an intuition and a love for color because he is himself a Man of Color! During his childhood, drawing and coloring were his first love. He has always been fascinated by color, a conscious or unconscious cultural inheritance for this young Afro European; sensitive, sensual, highly perceptive not only to the bright colors of traditional African fabric but also to the majesty of classical Spanish and Italian painters such as Leonardo Da Vinci.

According to him, every woman has her own type of personal seduction just asking to be discovered. A challenge in itself which he sums up like this: I love to make up all women and make them sure of themselves, the make up artist needs to reassure. A woman has the right to be the contrary of what she appears to be. Pavel is daring and intuitive when he makes up a face. According to him the lips are its signature. Silky, subtle and mischievous or luscious, provocative and sensual? Pavel prefers them adorned with Madder Red rather than Coral Red, a shade he considers outdated.

His Muse? Two names come to mind: Marilyn Monroe and Mariah Carey…As for men, they too have the right to beauty, and the provocative idea of make up for men signed Jean Paul Gaultier doesn't leave him indifferent, on the contrary! But as for you, ladies, if you come across Pavel on the make up podium of a department store, put yourself in his hands and you will certainly feel reassured.

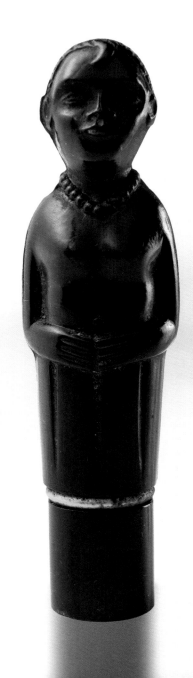

Dana, 1938.

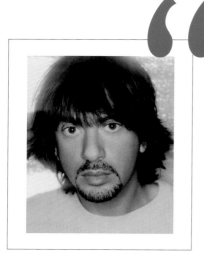

© Massimo Capodieci

142

" Le rouge à lèvres est sans doute synonyme de séduction. Il n'est pas innocent, son choix détermine la volonté inavouée ou non de séduire. Comme une robe peut être sexy, le rouge à lèvres répond aux mêmes codes. C'est peut être le produit de maquillage le plus proche de la mode dont l'étui a toujours fait l'objet de la plus grande attention des créateurs »

Lipstick is without a doubt the synonym of seduction. It's not innocent at all, it's a choice that depends on a disclosed or undisclosed willingness to seduce. Just like a dress can be sexy, lipstick follows the same rules. It is probably the make up product closest to fashion and creators have always given it the greatest attention.

Le maquillage en toute liberté.

Il aura fallu presque cinq ans et un appartement transformé en laboratoire de recherche pour aboutir à la création de cette marque. Laquelle exigeait de casser les règles et de braver les interdits. Le but avoué : créer un maquillage totalement nomade et personnalisable pour un résultat immanquablement réussi. Une ambition guidée par la seule passion d'offrir aux femmes des matières intelligentes, faciles à appliquer, même sans miroir...

Du rêve à la réalité, il ne restait qu'un pas, le packaging. Fred le voulait résolument contemporain, pratique, beau et simple à la fois. Sa rencontre avec Ora-Ïto – designer de génie aux créations impertinentes – sera décisive, presque magique. D'une même génération, ces deux hommes se comprennent tout de suite.

Une discussion suffira pour faire naître dans l'esprit du designer « la palette » avec des produits sous forme de « modules » qui se compilent et se clipsent les uns aux autres en un seul geste pour réinventer son maquillage chaque jour au gré de ses envies.

Make Up the way you like it

It took almost five years and an apartment turned into a research laboratory to create this brand which breaks all the rules and defies things considered forbidden. The final goal was a nomadic, made to measure makeup concept destined for success. An ambition fired by a single passion: to provide women with intelligent materials, easy to apply, even without a mirror.

From the dream to reality, there was just one step, the packaging. Fred wanted it to be totally contemporary, practical, beautiful and simple at the same time. His encounter with Ora-Ïto – an ingenious designer famous for his bold and challenging creations – would prove to be decisive, almost magical. Part of the same generation, they understood each other immediately and one discussion was enough to convey the whole idea to the designer of "the palette" with products in the form of stackable modules, easily clipped and unclipped with one another so you can invent a different type of make up every day according to your mood.

Fred Farrugia, *Palette Fred Farrugia*,
maquillage en neuf modules,
design d'Ora-Ito, 2009.

• *Fard à joues 06*

• *Fard à joues crème transparent 01*

• *Fard à joues crème transparent 02*

• *Fard à joues crème transparent 03*

• *Fard à joues 02*

• *Fard à joues 04*

• *Baume lèvres hydratant 09*

• *Baume lèvres hydratant 08*

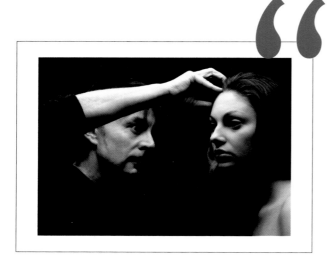

"

Le maquillage est, bien sûr, différent pour chaque femme. Cela peut être une habitude, une façon de se protéger du regard des autres, pour se sentir mieux, plus jolie tout simplement, cela peut être aussi vécu comme une politesse...

J'ai maquillé beaucoup de femmes, et je suis toujours étonné de voir à quel point un coup de pinceau peut changer le regard qu'une femme porte sur elle-même. Et le rouge à lèvres, qui vient en fin de maquillage, illustre bien ce moment là, celui où elle se retrouve, prête à affronter le regard des autres. Le rouge à lèvres pour une femme, est le point final, l'accessoire, le plus, la conclusion. C'est oser assumer sa féminité. C'est l'arme fatale aussi, la féminité à l'état pur. Si le maquillage permet d'être et de se sentir plus belle, le rouge à lèvres lui, sert à séduire. C'est la séduction affichée ».

Votre rouge préféré ?

« Je n'ai à priori pas de rouge préféré. Là encore le rouge à lèvres dépend du reste du maquillage. On ne peut imaginer maquiller le teint et les yeux sans fard sur la bouche, mais le jour on peut seulement appliquer un baume très hydratant légèrement coloré. Il existe plusieurs types de rouges :

Un rouge pour les rendez-vous d'affaires, et un rouge pour les rendez-vous amoureux. Mon rouge préféré est celui qui s'adapte à chaque moment. Mais si je devais en choisir un, et un seul, ce serait bien sûr le rouge-rouge, ni bleu, ni orangé, avec une texture satinée voire légèrement poudrée. C'est le plus pur et le plus chic à mes yeux, mais il doit se porter seul, sans fond de teint, ni mascara, juste une crème de jour (il va très bien aux blondes et aux rousses). Le rouge à lèvres n'embellit pas, il donne de la personnalité, il créé un personnage ».

144

Make up is different for every woman. It can be a habit, a way to protect herself from other people, to make her feel better, or just prettier, and it can also be simple politeness.

I have made up a lot of women, and I'm always surprised to see how a simple stroke of a brush can change the way a woman looks. And lipstick, the finishing touch to any make up, really is the moment she finds herself and is ready to face the world. Lipstick for a woman is the final touch, the number one accessory, the conclusion. It makes her bold enough to assume her feminity. It is a fatal weapon too, femininity in its purest form. If make up helps her to be and feel more beautiful, lipstick makes her feel seductive. It puts her seduction on show.

Your favorite lipstick ?

I don't really have a favorite. Here again lipstick depends on the rest of the make up. It's impossible to make up the complexion and the eyes without the mouth, but during the day you can apply a light colored moisturizing lip balm. There are several types of rouge: rouge for a business appointment and rouge for romantic evenings. My favorite red is the one that's the most adaptable for each moment. But if I had to choose one, and only one, it would be a red-red, no blue or orange, nothing but red, with a silky, powdery texture. This is the purest and most elegant of all in my opinion, but it should be worn with nothing else, no foundation or mascara, just a day cream (it suits both blondes and redheads). Lipstick doesn't make you more beautiful; it gives you personality, and gives you character..

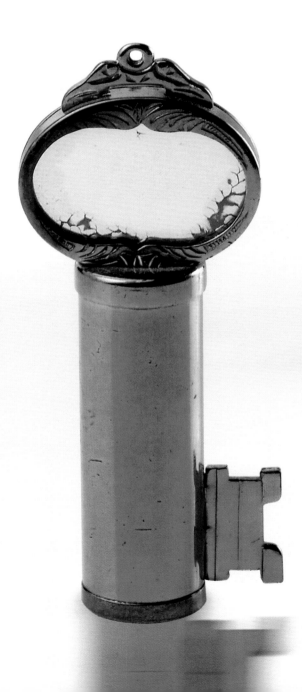

Travail américain, années 1950.

Olivier Echaudemaison creative director Guerlain

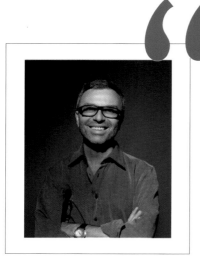

Quelle est votre vision du rouge à lèvres ?

C'est la beauté par excellence ! Parce qu'il est le premier produit de maquillage qui transforme chaque petite fille en princesse ou en star, toutes les femmes continuent toute leur vie à jouer et à rester cette petite fille, qui a appris les jeux de la séduction au travers d'un produit unique et magique !

Quel est votre premier souvenir de rouge à lèvres ?

L'empreinte laissée sur le bord d'une tasse ou sur la joue embrassée caractérisait cette féminité en contraste avec la masculinité qui était plutôt une odeur de tabac. Et bien sûr le glamour des stars du cinéma !

Quelle est votre couleur idéale ?

Le vrai rouge bien sûr ! Car il claque, égaye, éclate sur le visage, en affirmant la personnalité et le style de celle qui s'en empare. Aujourd'hui le choix multiple des couleurs et des textures permet une variation de maquillage, du plus naturel au plus sophistiqué. Un rouge franc et couvrant sera plus pour le soir ou pour celles qui assument en plein jour une personnalité extravertie.

Si le rouge est par tradition l'effet garanti pour jouer les stars, le beige bois de rose sera parfait le jour. Le brun-prune pour celles qui aiment l'effet sans la couleur trop artificielle, le corail-abricot-doré convient parfaitement sous le soleil d'été. Donc quatre ou cinq teintes sont indispensables dans le vestiaire beauté de chaque femme chic !

Le maquillage des lèvres est-il essentiel à vos yeux ?

Une femme ne peut pas avoir les lèvres nues ! Laissons aux hommes ce triste naturel. Le choix des textures et la grande variété des teintes permettent à chacune de trouver un fard qui va lui donner l'éclat, embellir son sourire et lui rendre sa séduction.

Une anecdote que vous pouvez nous raconter ?

Des mythes de la féminité absolue, Marilyne Monroe, Brigitte Bardot, ou Ava Gardner savaient jouer de leur sex appeal et de la mise en valeur de leur bouche. Sans rouge à lèvres, elles étaient incognito... Encore plus qu'avec des lunettes noires.

Aujourd'hui, les Top Models, les actrices ou les People utilisent toujours les mêmes armes : lunettes noires et rouge à lèvres, mais aujourd'hui, il s'agit pour elles d'être reconnues...

What is your vision of Lipstick?

It's beauty itself – because it's the make up product that turns a little girl into a princess or a star, every woman continues to play that role throughout their lives and remains the little girl who learned the game of seduction through a very unique and magical product.

What is your first recollection of Lipstick?

The mark left on the side of a cup or on the cheek is so feminine compared to a masculine smell of tobacco. And of course there were all those glamorous movie stars.

What is your ideal color?

Real red of course, because it snaps, illuminates, makes the whole face sparkle and brings out the personality and style of the woman who wears it. Today there are so many colors and textures to choose from that there are many ways to vary make up, from the most natural to the most sophisticated.

A bright high coverage red would be more for the evening or for those totally extraverted women who chose to also wear it during the day.

If Red by tradition guarantees to make you look like a star, then Beige Rosewood would be perfect during the day. Dark Purple if you want to create an effect without too artificial a color and Coral Gold Apricot is perfect in the summer sun. So four or even five different shades are indispensables in the beauty "wardrobe" of every elegant woman.

Is lip make up really essential?

A woman can't have naked lips. Leave that to men. The choice of textures and the large variety of shades available means that everyone can find a shade that will give them sparkle, brighten up their smile and make them look seductive.

Do you have an anecdote for us?

Myths of absolute femininity, Marilyn Monroe, Brigitte Bardot or Ava Gardner, knew how to use their sex appeal and make their mouths look really stunning. Without lipstick, they were incognito. Even more so than with black glasses.

Today top models, actresses or "people" still use the same weapons: sunglasses and lipstick, but only when they want to be recognized.

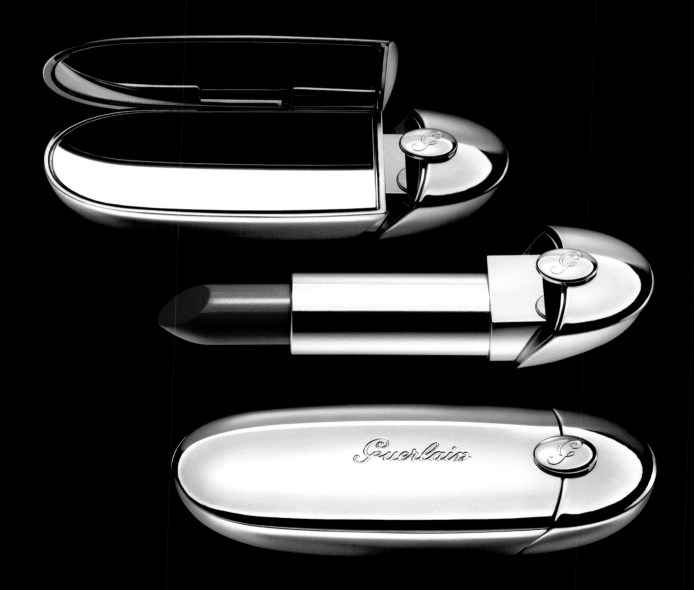

Guerlain, *Le Rouge G*, 2009

Monica Bellucci actrice

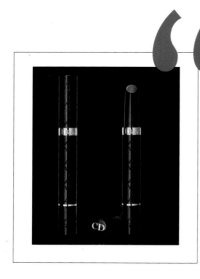

Christian Dior, *Sérum de Rouge*, 2009.

"

Je me rappelle des images de ma grand-mère. Avant d'aller à l'église, très Italienne, elle mettait son rouge à lèvres rouge alors qu'elle avait quatre-vingt ans, et j'adorais cela parce que c'était une image tellement belle de voir cette femme de quatre-vingt ans qui, avant de sortir, mettait son rouge à lèvres. C'était comme un rituel, sortir son rouge à lèvres et son miroir, comme une femme qui aime encore être féminine, qui aime jouer avec sa féminité, et je trouvais cela magnifique comme spectacle...

J'aime le maquillage, j'aime cette construction de sa propre féminité. Je crois que c'est aussi une armure que nous les femmes, nous avons. C'est une protection car se maquiller c'est aussi créer une forme de petite distance entre nous et les autres. Mais en même temps, c'est une forme de générosité parce que cela veut dire que l'on a envie d'être belle pour les autres et pour soi-même aussi. »

Lipstick often reminds me of my grandmother. Before going to church – very Italian – she would put on red lipstick, even though she was already 80. I loved that because it was such a wonderful thing to see a woman of 80 put lipstick on before she went out. It was almost a ritual, she would get out her lipstick and mirror, just like every woman who loves to be feminine, enjoys playing with her femininity, and I thought it was just wonderful to watch her, almost like a show...

I love make up, I love the way you can create your own femininity with it. I think it's also a piece of armor that we women have. It's a kind of protection; it puts a little distance between you and other people. But at the same time, it's a form of generosity because it means you want to look beautiful for other people and for yourself too.

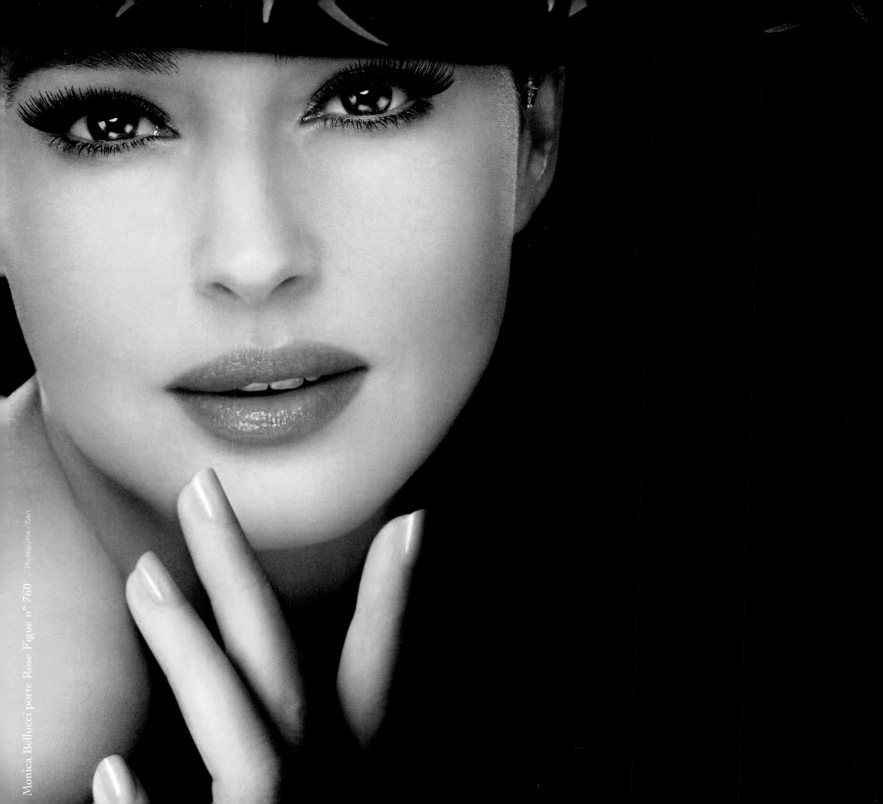

Monica Bellucci porte Rose Figue n° 760   Photographie : Tven

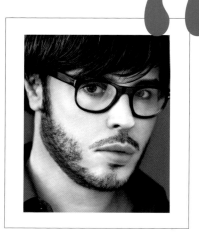

" *Le rouge à lèvres est transcendant. Il permet à l'expression d'un visage de se modifier à l'infini. Nous colorons notre visage afin de transformer notre beauté et de délivrer un message silencieux.*

Si l'on y réfléchit, le fait de masquer son visage avec du maquillage est, en quelque sorte « détaché des contingences », contre nature, propice au fantasme. Mais en même temps, c'est un acte profondément humain et d'un chic follement fascinant.

Lorsque que j'ai créé NARS, j'ai commencé par imaginer une ligne composée uniquement de douze rouges à lèvres. Je voulais apporter au monde de la beauté, quelque chose de nouveau susceptible d'inspirer une expression créative, tous les jours, partout, en permanence.

Porter du rouge à lèvres modifie le comportement. Vous pouvez transformer votre apparence, devenir quelqu'un d'autre du jour au lendemain. Un peu de rouge est tout ce dont vous avez besoin pour aller loin ! Car il existe bien un rouge idéal. Il n'est pas seulement d'essence divine, mais une réalité pour toutes les femmes du monde.

Une femme qui ne craint pas de porter du rouge à lèvres, satiné, transparent, mat ou vif, est « La » femme intemporelle, universelle, audacieuse, hors mode.

Le rouge à lèvres est pour moi la plus forte affirmation de soi. Il est l'accessoire visage par excellence. Certains affirment que l'on peut voir l'âme d'une femme dans ses yeux. Je crois cependant qu'en quelques mots, quelques secondes, certaines femmes révèlent, le fond de leur pensée, leur âme, leurs corps. Et quelle meilleure façon d'illustrer ces propos si ce n'est en maquillant d'un magnifique rouge éclatant, les lèvres mutines qui viennent de les prononcer ?»

Lipstick is transcendental. It allows for the utmost amount of ever-changing self expression. We paint our faces to transform our beauty and to convey a silent message. If you think about it, the act of masking our faces with make up is otherworldly, unnatural and fantasy-evoking. But at the same time it is so inherent to being human... and, not to mention, insanely glamorous.

When I first developed NARS, I created a line that was composed solely of 12 lipsticks. I wanted to bring something to the world of beauty that would inspire creative expression everyday, everywhere, all the time.

Lipstick affects your attitude entirely. You can change your look and be a different person from one day to the next and all you need is a little rouge to go a long way. And when the right match is finally made, it's one made not only in heaven but a match for every woman in every corner of the world. A woman unafraid to wear lipstick (satin, sheer, matte, or bold) is a timeless, universal woman unafraid to take chances — and that is something that will never go out of fashion.

To me, lipstick is the strongest of statement, the face's most important accessory. People say that you can see a woman's soul through her eyes. Some women, however, need only speak a few words and the entire composition of mind, body and soul can be grasped within seconds.

What better way to enhance those words than to flawlessly paint the pout that speaks them a bright and beautiful shade of red?

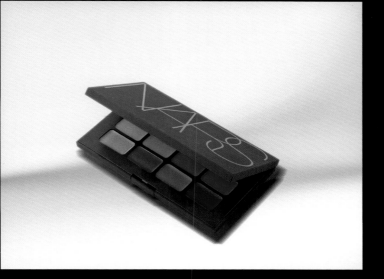

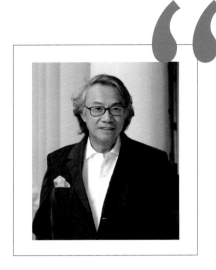

Lèvres divines !
Vous enjambez la bouche d'une commissure à
l'autre, surplombant joliment le sillon qui relie la lèvre
supérieure au nez et celui qui relie la lèvre inférieure au
menton. J'observe toujours le rebord vermillon de la
lèvre inférieure, car c'est cela qui rend une femme belle.

Dans le monde des fleurs, la lèvre, plus connue
sous le nom de «labelle», en est aussi le cœur
attirant, celui où viennent se poser tous les insectes
pollinisateurs : l'abeille vole droit vers le labelle d'une
fleur, il est parait-il, son centre exquis.

Scott Fitzgerald a écrit, « Tendre est la nuit », je dirai
« Tendre est la lèvre », celle où l'on dépose un baiser,
car le baiser est l'expression même de la tendresse.

Thomas Hardy a écrit un beau et court poème
qu'il a appelé Deux Lèvres :

Ah, the lips!
They span across the lateral angles of the mouth,
perched beautifully betwixt the philtrum and the
mentolabial sulcus! I look always at the vermilion
border of the lip— the lower lip, for that makes a
beautiful woman! Even in the world of flowers, the lip,
known as the labellum, is the most attractive part,
for it is the landing stage for any pollinator— a bee
would fly straight towards the labellum of a flower,
seemingly its most succulent centre.

Scott Fitzgerald wrote about 'Tender is the Night', but
I say 'tender is the lip', for all kisses are planted on the
lips and kisses are tennderness personified.

Thomas Hardy wrote a beautiful short poem called
'Two Lips':

"I kissed them in fancy as I came

Away in the morning glow

I kissed them through the glass of

her window frame:

She did not know.

I kissed them in love, in troth, in laughter,

When she knew all: long so!

That I should kiss them in a shroud

Thereafter"

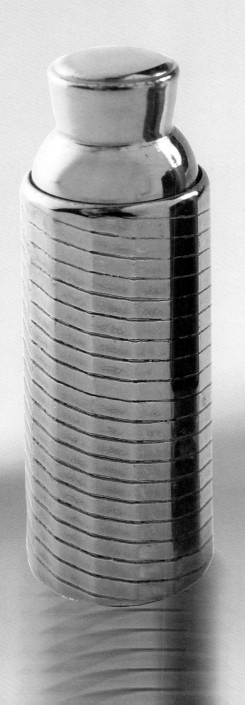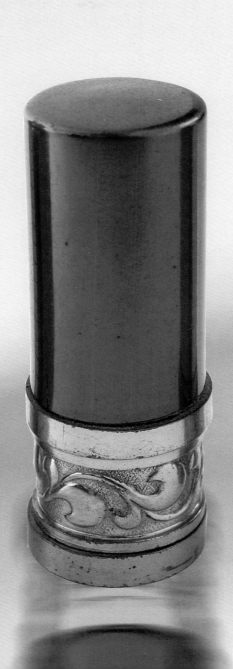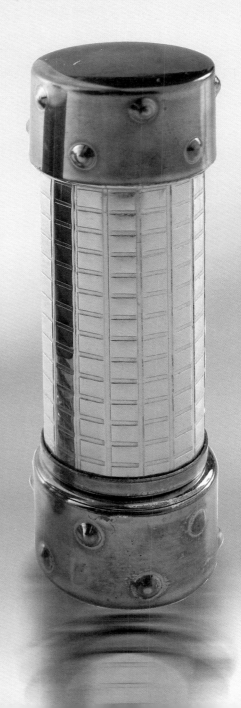

Lancôme, années 1950.

Isabelle Lacamp romancière

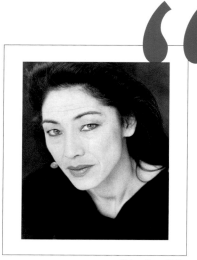

© Joanah van Muldce

154

Au commencement était la bouche. La bouche fleur, suave ou carnivore, parfum ou venin.

La bouche qui susurre, s'offre, implore, ordonne, pardonne, dévore, raisonne.

En bref, la bouche qui, de l'animal, distingue l'homme.

La bouche d'Eve, elle, croqua dans la pomme. Et le Créateur, croyant la punir, intima au serpent de l'embrasser en cachette d'Adam.

Ainsi naquit le rouge dont aiment se parer les lèvres de toutes les Eves.

En hommage au rouge serpent. Celui de l'interdit et de la passion, du désir et de la séduction. Car il est aussi le rouge de l'affranchissement et de l'affirmation.

Le rouge à lèvres reste, dans mon esprit, indissociable du petit poudrier de sac et de la grâce de ce geste ample, presque théâtral et plein de fausse pudeur triomphale derrière le cil baissé, avec lequel la femme des années 1950 retouchait sa bouche. Un rituel qui, enfant, me fascinait, tant il me tendait le miroir d'un monde mystérieux et parfaitement inaccessible, tant il me semblait frustrant de ne pas encore appartenir au cercle magique de l'initiée.

Le rouge à lèvres de ma mère était un rouge profond, ardent, protecteur.

Le rouge, pour moi, vous l'aurez donc compris, est un rouge venu d'Orient : il a la teinte sang de bœuf d'une laque de Chine. Celle d'un palanquin de mariée, papillon soyeux se détachant dans un paysage de neige.

Mais s'il est en Asie symbole de joie, de chance, d'épousailles heureuses et de printemps, le rouge est de par le monde celui de l'ambivalence :

Tantôt solaire, étendard de tous les excès et de plus d'une guerre, tantôt feu qui couve sous la terre et annonce en toute chose l'inéluctable mûrissement, c'est la couleur de l'éclat, de la toute puissance, mais aussi du mystère. Il irradie ou invite au secret, il interdit ou il libère.

Métal en fusion, somptueux trait d'union entre ciel et terre, laissons le donc éclater sur nos lèvres telle une baie gorgée de lumière.

Comme une revendication.

Celle d'être femme.

éternellement.

In the beginning was the mouth.

Just like the flower, the mouth is sweet or flesh eating, perfume or venom

The mouth that whispers, offers itself, implores, orders, forgives, devours, reasons.

The mouth which separates man from beast.

Eve's mouth bit the apple. And as punishment the Creator invited the serpent to embrace her in secret, far from the eyes of Adam.

And so the red that every Eve adores to adorn her lips with was born.

In tribute to the red serpent. Forbidden red, the red of passion, of desire, of seduction. The red of freedom and self assertion

For me, Lipstick is inseparable from the powder compact the women of the 1950s used to touch up their lips and the elegance of such a feminine, almost theatrical gesture, so full of triumphant but false modesty hidden behind lowered lashes.

A ritual which fascinated me when I was a child; it was the mirror of a mysterious and totally inaccessible world, and it frustrated me so much that I did not yet belong to the magic circle of the initiated.

My mother's lipstick was dark red, passionate and protective.

Red, for me, you will have already guessed, is a red from the Orient, the bull's blood red of Chinese lacquer. A bridal palanquin, a silky butterfly that stands out in a snow-covered landscape.

But if in Asia it is a symbol of joy, opportunity, happy marriage and spring, the whole world over red is the symbol of ambivalence:

Born of the sun, emblem of excess, banner of war, fire which smolders beneath the earth, presage of the inevitable, it's the color of radiance, of everything powerful and mysterious. It illuminates or swears you to secrecy, ties you down or sets you free.

Molten metal, sumptuous alliance between heaven and earth, let it drench our lips in a radiance and sparkle of light.

Like a drumbeat

Like being a woman

Forever.

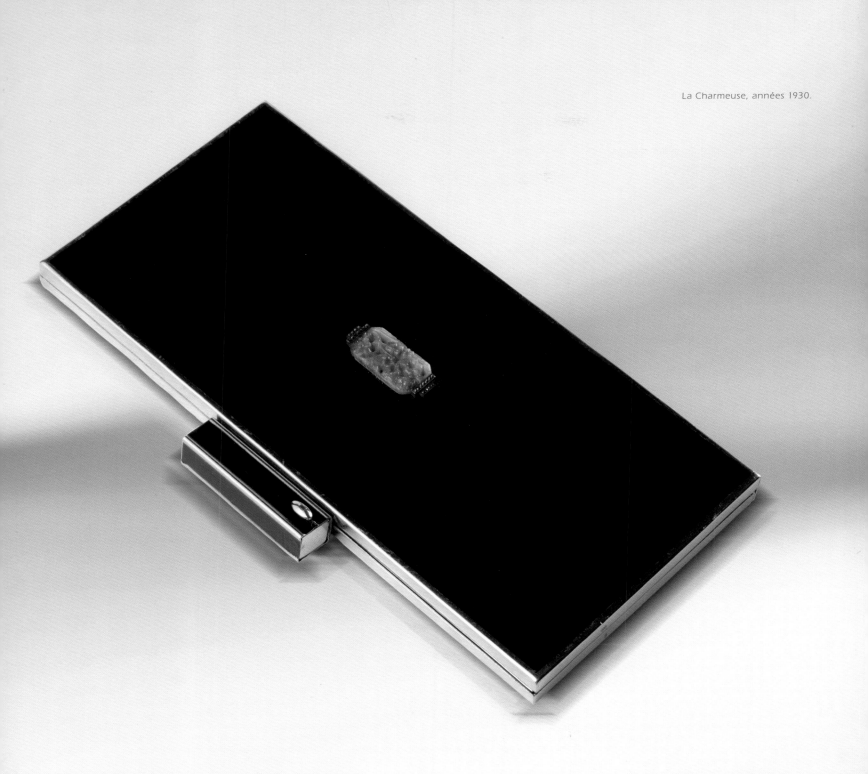

La Charmeuse, années 1930.

Page 52
En haut
Guerlain, *Kiss Kiss or*, étui de rouge à lèvres dessiné par Hervé Van der Straeten et réalisé par Rexam, 1994.
En bas
Guerlain, *Kiss Kiss baby*, étui de rouge à lèvres version argent dessiné par Hervé Van der Straeten et réalisé par Rexam, 2009.

Page 53
En haut
Givenchy, *Rouge Interdit*, étui de rouge à lèvres réalisé par Rexam, 2008.
En bas
Givenchy, *Rouge Miroir*, étui de rouge à lèvres dessiné par Pablo Reinoso et réalisé par Rexam, 2000.

Page 54
À gauche
Giorgio Armani, *Black gem*, collection d'étuis de rouge à lèvres en tirage limité réalisée par Rexam, Noël 2006.
À droite
Shu Uemura, *Gloss Unlimited*, étui de *gloss* réalisé par Rexam, 2007.

Page 55
À gauche
Natura, *Diversa*, étui de rouge à lèvres réalisé par Rexam, 2006.
À droite
Estée Lauder, *Signature*, étui de rouge à lèvres en laiton estampé réalisé par Rexam, 2007.

Page 56
En haut
Dana, série de trois étuis de rouge à lèvres en laiton et bakélite représentant chacun une statuette africaine en pied, 1938.
En bas à gauche
Tattoo, étui de rouge à lèvres rechargeable en métal blanc estampé et émaillé noir à décor de danseuses Hawaïennes, années 1940.
En bas à droite
Anna Sui, *Dolly Girl on the Beach*, étui de rouge à lèvres en plastique décoré polychrome représentant une poupée japonaise stylisée, 2007.

Page 57
Hemsey, *Rouge Dièze*, série de trois étuis de rouge à lèvres en métal blanc gainé de bakélite imitant la pierre dure, représentant chacun un bonze ou moine chinois en pied, années 1920.

Page 58
Hemsey, *Rouge Dièze*, deux étuis de rouge à lèvres en métal blanc et bakélite imitant le corail ou le jais représentant Hercule portant le monde sur ses épaules, modèles édités à l'occasion des Jeux Olympiques de Paris en 1924.

Page 59
Hemsey, *Rouge Dièze*, série de trois étuis de rouge à lèvres en métal blanc gainé de bakélite imitant le corail, le jais, et le jade, représentant chacun un mandarin en pied, années 1920.

Page 61
Jeanne Paquin, *Les Allume-Lèvres*, pochette en cuir bicolore piqué sellier rechargeable, comprenant des allumettes gainées de pâte de rouge pour les lèvres, 1939.

Page 62
En haut à gauche
Rich'On – Lamis King, étui de rouge à lèvres en résine thermoformée polychrome représentant un vase à deux anses, années 1980.
En haut à droite
Avon, série de trois boitiers en plastique coloré contenant du gloss : *Œuf sur le plat*, *Bouche*, et *Lunettes de soleil*, années 1970.
En bas
Avon, série de sept étuis de rouge ou baume coloré pour les lèvres en plastique coloré : *Arachide*, *Crayon*, *Cornet de glace*, *Bouteille de Coca-Cola*, *Verre de milkshake*, années 1970.

Page 63
À gauche en haut
Grenoville, deux étuis de rouge à lèvres en bois tourné et taillé, laqué rose fuchsia avec mécanisme en bois représentant une ombrelle, 1945.
À gauche en bas
Grenoville, détail de l'étui de rouge à lèvres en bois, 1945.
À droite
Kirby Beard, étui de rouge à lèvres rechargeable en laiton massif gainé de cuir bordeaux représentant une lampe de mineur pouvant être porté en breloque, années 1950.

Page 64
En bas
Helena Rubinstein, *Four Cast*, étui en laiton massif titré comprenant quatre tubes de rouge à lèvres, chacun laqué d'une différente couleur, présenté ici ouvert et fermé, 1950.
En bas à droite
Molinard, étui de rouge à lèvres rechargeable en laiton estampé avec miroir intégré, titré et siglé, années 1950.

Page 65
De gauche à droite et de haut en bas
Leon Navar, étui de rouge à lèvres en métal blanc estampé et laqué bicolore, avec système à volet coulissant, années 1950.
Christofle, étui de rouge à lèvres rechargeable en métal argenté poinçonné, années 1950.
Corona, étui de rouge à lèvres en laiton estampé avec système de lettrage réglable, années 1960.
Molinard, étui de rouge à lèvres cubique moderniste en laiton estampé avec miroir intégré et un second cylindrique en laiton estampé laqué vert amande. Modèles rechargeables titrés et siglés, années 1930-1950.
Antoine, *Raisin à Lèvres*, étui de rouge à lèvres cubique, laqué noir, siglé, conçu par les établissements J. Fouinat à Paris, 1924.

Caron, *Le Rouge Rechange*, étuis modernistes de rouge à lèvres rechargeables en laiton massif à bouton et volet coulissants. Brevet déposé par Félicie Bergaud, 1932.
Lenthéric, présenté ici dans son coffret, un étui de rouge à lèvres rechargeable en laiton rainuré et rehaussé de laque noire, siglé, années 1930.
Vichy – Harriet Hubbard Ayer, deux étuis de rouge à lèvres en laiton estampé conçus par Oekametall, années 1950.
Guerlain / Institut de Beauté de la place Vendôme, deux étuis de rouge à lèvres en métal blanc et laiton titrés avec système à volet coulissant, années 1930.

Page 67
De gauche à droite et de haut en bas
Rich'On – Lamis King, série de six étuis de rouge à lèvres en résine thermoformée colorée et métallisée représentant chacun un cygne aux ailes déployées, années 1980.
Rich'On – Lamis King, étui de rouge à lèvres en résine thermoformée colorée représentant *Belle*, l'héroïne du film de Walt Disney, *La Belle et le Clochard*, années 1980.
Rich'On – Lamis King, étui de rouge à lèvres en résine thermoformée bicolore représentant l'aigle américain, années 1980.
Rich'On – Lamis King, deux étuis de rouge à lèvres en résine thermoformée colorée ou métallisée représentant des éléphants trompe levée, 1980.

Page 68
Félicien Rops (1833-1898), *Pornokratès-la dame au cochon*, musée provincial Félicien Rops, Namur, photo : musée provincial Félicien Rops, 1878.

Page 69
Travail français, série de trois étuis de rouge à lèvres rechargeables représentant chacun un cochon, deux modèles sont en laiton, un troisième est en en résine métallisée or. Ces modèles étaient vendus dans les maisons de tolérance, années 1920-1970.

Page 70
De haut en bas
Paul & Joe, deux étuis de rouge à lèvres en métal blanc et carton à décor de chats, 2008.
Stork Club, série de quatre étuis de rouge à lèvres en laiton estampés titrés, ornés d'une cigogne laquée en noir et blanc, symbole de cette boîte de nuit New-yorkaise, années 1950.
Travail Oriental, étui de rouge à lèvres rechargeable en métal argenté, décoré d'un chameau et de motifs orientalistes, titré en arabe, années 1950.

Page 71
Salvador Dali et Elgin America, boîte de beauté en laiton estampée en plaqué or comprenant un poudrier, une boite à pilules, et un étui de rouge à lèvres représentant un oiseau stylisé. Signée, 1950.

Page 72
De gauche à droite
Travail français, étui de rouge à lèvres rechargeable, en argent émaillé noir incrusté de marcassites et gainé de bakélite, monté sur dragonne de satin moiré noir, 1920.
Lancôme, étui de rouge à lèvres rechargeable en laiton plaqué or, dessiné par Georges Delhomme et réalisé par Rexam, années 1950.

Page 73
À gauche
Joseph Chaumet, étui de rouge à lèvres rechargeable, pendentif en or 18 carats laqué rouge et ivoire comprenant un raisin et une montre mystérieuse, présenté dans son écrin, fin des années 1930.
À droite
Cartier (New York), pour Charles of the Ritz, étui de rouge à lèvres rechargeable en or 14 carats comprenant un raisin et un pinceau applicateur présenté dans son écrin, années 1950.

Page 74
Manufacture de la Cristallerie Ingrid, Bohême, étui de rouge à lèvres rechargeable en métal blanc gainé de cristal opaque noir et vert émeraude pressé moulé imitant le jais et la malachite représentant une tête de courtisane du XVIIIe siècle, coiffée à la fontange, années 1930.

Page 75
Travail français, étui de rouge à lèvres rechargeable en laiton et résine moulée thermoformée imitant le jaspe rehaussé de laque or représentant une main avec sa manchette en dentelle laquée or, années 1940.

Page 76
Hampden, étui de rouge à lèvres rechargeable en laiton et cuivre, de style orientaliste à décor ajouré et incrusté de pierres fantaisies, capsule coiffée d'un bouddha en méditation, années 1950.

Page 77
Boucheron, étui de rouge à lèvres rechargeable en argent massif, et or rose 18 carats à décor ajouré de branchages, d'oiseaux et de fleurs ornées chacune d'un rubis cabochon, 1946.

Page 78
À gauche
Lenthéric, *Apple of Eden*, étui de rouge à lèvres rechargeable en laiton rehaussé d'argent et incrusté de fausses émeraudes, représentant un serpent enlacé croquant la pomme de la connaissance, années 1950.
À droite
En haut
Guerlain, étui de rouge à lèvres en laiton plaqué or dessiné par Boucheron, joaillier, Place Vendôme, Paris, années 1930.
En bas
Hattie Carnegie, étui de rouge à lèvres en laiton à décor d'un double rang de fausses émeraudes, années 1950.

Page 79
Hermès, étui de rouge à lèvres rechargeable en argent massif et or rose 18 carats à décor quadrillé imitant un étui de cire à cacheter, années 1960.

Page 80
En haut à gauche
Charles of the Ritz, étui de rouge à lèvres rechargeable en bakélite habillé d'une résille en laiton et monté en breloque, années 1950.
En bas à gauche
Georg Jensen (New York), étui de rouge à lèvres rechargeable en argent massif à décor d'une tulipe stylisée avec son pinceau applicateur, années 1950.
À droite
Christian Dior, *Dior Princess Ring*, deux boîtiers en métal blanc avec strass représentant chacun une bague contenant un rouge et un *gloss* à lèvres, montée en breloque, édition limitée, 2005.

Page 81
À gauche
Helena Rubinstein, *Cracker Jack*, deux étuis de rouge à lèvres rechargeable en laiton, guillochés, laqués noirs et incrustés de faux rubis et un étui en métal blanc et laiton incrusté de faux diamant, un avec coffret siglé, années 1950.
À droite
Revlon, *Futurama*, série d'étuis de rouge à lèvres rechargeables dessinés par Van Cleef & Arpels (New York), en métal argenté brossé, à décor gravé et laqué, ou en laiton brossé, certains avec incrustations de strass blanc, 1957.

Page 82
À gauche
Revlon, *Futurama*, étui de rouge à lèvres rechargeable en laiton estampé plaqué or dessiné par Van Cleef & Arpels (New York), avec son coffret luxe, 1965.
À droite
Revlon, *Futurama*, étui de rouge à lèvres rechargeable en métal argenté brossé et laiton avec incrustations de strass blancs dessiné par Van Cleef & Arpels (New York), avec son coffret siglé et titré, 1957.

Page 83
En haut à gauche
Caron, *Le rouge à lèvres*, deux étuis de rouge à lèvres rechargeable, grand luxe en argent rainuré, et or rose 18 carats, avec bouton-poussoir en or rose 18 carats et incrustations de roses et de rubis, 1948.
En bas à gauche
Caron, *Le rouge à lèvres*, étui de rouge à lèvres rechargeable luxe en argent massif rainuré, avec bouton-poussoir plaqué or, et coffret titré, 1948.
À droite en haut et en bas
Lancôme, étui grand luxe imitant un briquet en laiton gravé plaqué or contenant deux tubes de rouge à lèvres rechargeables, modèle dessiné par Georges Delhomme et conçu par Rexam, années 1950.
Page 84

À droite
Prince Matchabelli (New York), deux étuis de rouge à lèvres rechargeables en laiton estampé dont un modèle laqué blanc, 1 étui de rouge à lèvres en laiton rainuré laqué noir avec bouton-poussoir en forme de couronne, 1940.

Page 85
Prince Gourielli, étui de rouge à lèvres rechargeable en argent massif vermeillé incrusté de faux saphirs représentant un champignon stylisé, années 1940.

Page 86
En bas à gauche
Borsari, *Notte Romana*, étui de rouge à lèvres rechargeable en laiton massif estampé représentant une colonne ionique, années 1950.
À droite
Nichilo, *Tour de Pise*, détail de l'étui de rouge à lèvres conçu par le joaillier à Rome.

Page 87
Nichilo, *Tour de Pise*, série de 4 étuis de rouge à lèvres rechargeables en argent et argent vermeillé ornés de cabochons imitant rubis ou saphirs, représentant la tour de Pise, années 1950.

Page 88
À gauche
Lancôme, étui de rouge à lèvres rechargeable en laiton estampé, partiellement laqué noir représentant une paline , modèle dessiné par Georges Delhomme et conçu par Rexam, années 1950.
À droite
Lancôme, étui de rouge à lèvres rechargeable en laiton estampé, partiellement laqué vert représentant une paline, avec son écrin titré, modèle dessiné par Georges Delhomme et conçu par Rexam, années 1950.

Page 89
En haut à gauche
Christian Dior, *Rouges Dior* coffret grand luxe comprenant l'étui de rouge à lèvres pour la coiffeuse avec ses recharges, années 1955-1960.
En haut à droite
Christian Dior, *Rouge à Lèvres pour la Coiffeuse*. Étui de rouge à lèvres modèle *Obélisque* présenté dans son coffret dédicacé par Christian Dior à Madame Gloria Vanderbilt.
En bas
Christian Dior, *Rouge à Lèvres pour la Coiffeuse*, deux étuis de rouge à lèvres en laiton estampé, habillé de cristal incolore pressé moulé et taillé, représentant l'obélisque de la Place de la Concorde à Paris, dessiné par Fernand Guérycolas.

Page 90
En bas à gauche
Helena Rubinstein, étui de rouge à lèvres rechargeable en laiton doté d'un miroir représentant une longue-vue miniature, années 1950.
En bas à droite

Dorothy Gray, *Savoir Faire*, étui de rouge à lèvres rechargeable en laiton estampé et gravé, partiellement laqué noir à décor d'un loup, 1947.

Page 91
Guerlain, *Jeux de Dames*, trois étuis de rouge à lèvres rechargeables en métal blanc ajouré et laqué en couleur, créés par les établissements Blondy à Paris, 1928.

Page 94
Cuve contenant du rouge à lèvres en pâte liquide

Page 96-97
Palette de pigments utilisée pour créer les teintes de rouges à lèvres

Page 99
En haut à gauche
Remplissage du moule alvéolé avec du rouge à lèvres en pâte liquide
En bas à gauche
Opération de démoulage à température juste inférieure à 0° Celsius
En haut à droite
Opération de contrôle-qualité du rouge à lèvres après démoulage automatique et conditionnement simultané
En bas à droite
Raisin moulé de forme torsadée biseautée et gravé pour la maison Sisley (2005)

Page 101
Chéramy, *Raisin Permanent*, coffret de démonstration-vente comprenant vingt-quatre étuis en métal blanc bagué chacun de son étiquette polychrome titré, avec six teintes d'essai années 1930.

Page 104
Christian Dior, *Eau Sauvage*,1966. Dessin de René Gruau utilisé pour la campagne publicitaire de cette eau de toilette pour homme en 1972.

Page 106
En haut à gauche
Max Factor, panneau publicitaire en carton illustré polychrome des portraits d'Ava Gardner et d'Elizabeth Taylor, années 1950.
En bas à gauche
Revlon, *Futurama*, présentoir publicitaire comprenant 5 différents modèles d'étui de rouge à lèvres rechargeables dessinés par Van Cleef & Arpels, New York, 1957.

Page 107
Blackamoor, étui de rouge à lèvres en laiton à décor d'une tête Africaniste laquée et incrustée de pierres fantaisies présenté dans le sac à main coordonné de la maison américaine Princess, années 1950.
À droite : *Blackamoor*, étui de rouge à lèvres sorti du sac à main coordonné, années 1950.

Page 108
À gauche

Revlon, *Girl Doll Lipstick*, étui de rouge à lèvres rechargeable en résine thermoformée et laiton estampé, gainé de satin rouge, boutons de strass et vison blanc représentant Marilyn Monroe, 1962.
À droite
Revlon, *Sphinx Doll Lipstick*, étui de rouge à lèvres rechargeable en plastique souple et laiton estampé gainé de tissus à motifs géométriques et satin représentant Elizabeth Taylor costumée en Cléopâtre, 1962.

Page 109
Revlon, *Girl-Doll Lipstick*, deux étuis de rouge à lèvres rechargeable en résine thermoformée et laiton estampé, gainé de satin rose, et chamois, avec boutons de strass et vison lunaraine représentant Ava Gardner, 1962.

Page 110
À gauche en haut
Revlon, *Couturine Doll Lipstick*, deux étuis de rouge à lèvres rechargeables en résine thermoformée et laiton estampé, habillé de différents tissus polychromes, modèle avec coffret titré, 1961-1962.
À gauche en bas
Revlon, *Couturine Doll Lipstick*, série de cinq étuis de rouge à lèvres en résine thermoformé et laiton estampé, habillés de différents tissus polychromes , présentés avec un porte rouges à lèvres en plastique moulé décoré de strass et d'une rose blanche moulée, 1961-1962.

Page 111
Revlon, *Couturine Doll Lipstick*, 1961-1962. Série de cinq étuis de rouge à lèvres rechargeables en résine thermoformée et laiton estampé, habillés de tissus polychromes, parfois de chapeau et collier de strass, quatre d'entre eux ont gardé leur socle d'origine, pouvant représenter de gauche à droite : Lana Turner, Lauren Bacall, Bette Davis, Grace Kelly, et Jackie Kennedy.

Page 112
À gauche en haut
Grenoville, *Sûre d'Elle*, panneau publicitaire illustré polychrome, années 1945-1950.
À gauche en bas
Rouge Baiser, panneau publicitaire illustré polychrome d'après un dessin de Pierre Fix-Masseau, années 1945-1950.

Page 113
À gauche
Christian Dior, nuancier de vingt-quatre teintes de rouge à lèvres et de vingt-quatre teintes de vernis à ongles, années 1960.
À droite
Lasègue, panneau publicitaire illustré polychrome avec nuancier de cinq teintes, années 1930.

Page 114
Max Factor, *Watercolor Pastels*, amusant objet publicitaire en carton polychrome représentant une charriot de marchand de glaces, comprenant cinq recharges de raisins, titré, années 1960.

Page 115
Elizabeth Arden, Moore Mac Cormack Lines.
Coffret de trois étuis de rouge à lèvres en métal
laqué polychrome représentant chacun une
cheminée d'un paquebot de la compagnie de
navigation Moore Mac Cormack, 1954.
Teintes : Arden Pink, Fragile, et Pure Pure Red.

Page 116
À gauche
Perrier, *Perrier, c'est Fou*, étui de rouge à lèvres
offert à la presse, teinte citron, 1990.
À droite

Carstairs, série d'échantillons d'étuis de rouge
à lèvres en plastique représentant chacun une
bouteille de whisky miniature, année 1950.

Page 117
À gauche
Lancôme, publicité pour trois étuis grand luxe de
rouge à lèvres dessinés par Georges Delhomme et
conçu par Rexam, années 1950.
À droite
Stratton, étui de rouge à lèvres rechargeable en
laiton avec mécanisme de sûreté pour le voyage,
doté d'un miroir en éventail, le cache du miroir
illustré polychrome des noms des différentes
compagnies aériennes de cette époque, 1950-
1960.

Page 119
À gauche
Connie Francis, *Lipstick on your Collar*, disque
vinyl 45 tours, chanson évoquant le rôle
compromettant du rouge à lèvres dans les
relations intimes, 1959.
À droite
Avon, *1 Hit*, boîtier contenant un *gloss* en plastique
moulé représentant un disque vinyle avec son
étui reproduisant le tourne-disque, années 1970.
Page 123
Travail Américain, étui de rouge à lèvres en laiton
estampé et gravé, avec capsule en métal laqué
violet représentant un gland de chêne, années
1930.

Page 126
Badge humoristique représentant la caricature de
Barack Obama portant du rouge à lèvres, édité
durant la campagne présidentielle américaine de
2008 et commercialisé sur Internet par le site
www.lovepoliticalbuttons.com.
En bas à gauche

Page 127
Mouchoir brodé pour estomper le rouge à lèvres
lors de son application datant des années 1950.
À droite *Lipstick Building*, New York, un gratte-ciel
à l'architecture inspirée de la forme d'un rouge
à lèvres

Pages 128-129
Serge Mansau, *Lips Tag*, *panneaux* parchemin
imitant un mur couvert de plâtre décoré de
marques de baisers au rouge à lèvres, 2009.

Page 133
À droite
By Terry, *Jewel Kiss Case*, édition spéciale pour la
Saint-Valentin, 2003.

Page 135
Stratton, trois étuis de rouge à lèvres
rechargeables en laiton estampé avec miroir
éventail et cache gravé, et décoré polychrome,
années 1950.

Page 137
Clarins, *Joli Rouge*, 2007.

Page 139
Tussy, étui de sac comprenant un mini flacon
d'extrait et un tube de rouge à lèvres rechargeable
à décor polychrome représentant un arlequin
et une colombine, l'un fermé et l'autre ouvert,
années 1950.

Page 141
Dana, étui de rouge à lèvres africaniste en laiton
et bakélite moulée représentant une statuette
africaine, 1938. Il s'agit ici de la version avec un
tube en bakélite.

Page 143
Fred Farrugia, *Palette Fred Farrugia*, maquillage en
neuf modules, *design* d'Ora-Ito et conception : L&F
Beauty, 2009.

Page 145
Travail américain, étui de rouge à lèvres
rechargeable en laiton représentant une clef, la
prise de la clef faisant office de miroir, années
1950.

Page 147
Guerlain *Le Rouge G*, étui de rouge à lèvres avec
miroir intégré en métal blanc façon argent, dessiné
par le joaillier Lorenz Baumer, réalisé par Jakel
avec un mécanisme breveté par Rexam, 2009.

Page 148
Christian Dior, *Sérum de Rouge*, 2009.

Page 151
Nars Cosmetics, *Les Rouges à lèvres Nars*, 1994,
et palette de *Rouges à Lèvres Nars*, 2000.

Page 153
Lancôme, trois étuis de rouges à lèvres
rechargeables dessinés par Georges Delhomme et
réalisés par Rexam, années 1950.

Page 155
La Charmeuse, boîte de beauté en métal blanc
laqué noir, à décor d'un motif en jade sculpté
dans une entourage de marcassites, tube de rouge
à lèvres rechargeable faisant office de fermoir,
années 1930.

Page 10
In *Ridicule* by Patrice Lecomte, in a powdered wig,
his face covered in white lead ceruse and with
brilliant red lips and cheeks, Charles Berling plays
the part of an 18th century courtesan at Versailles

Page 13
China lipstick case holder by Lenos (Illinois, USA)
containing 3 refillable cases of *Futurama* by Revlon
and a *Rouge Rodier lipstick case*, 1950's.

Page 15
Top left. Christian Dior, *Dior Play*, two dice shaped
compacts with Swarovski crystal studs containing
both lipstick and gloss, 2007.
Top right
Yves Saint-Laurent, *Love*, *Heart* compact in white
metal with imitation rubies containing a lipstick
and a gloss, 2007.
Bottom left
Elizabeth Arden, *Pop'Art* case, 1970s.
Bottom right
Helena Rubinstein – flowers & leaves case, 1970s.

Page 18
Chanel, *Ivoire* lipstick case, 1930

Page 19
Left
Chanel, *Rouge Allure*, 2006.
Right
Rouge Allure Laque, 2008.

Page 22
Top
Hermès, refillable lipstick case in solid silver and 18
carat gold with a criss cross design, engraved with
the company logo, push button decorated with 2
rubles, 1950's.
Middle
Salvador Dali, lipstick case in red thermoformed
plexiglass in the shape of Amanda Lear's lips,
2004
Bottom
Bourjois, two *Elektra* lipstick cases in lacquered
white metal with a push button, 1880-1900.
Chanel, Rouge from A-Z by illustrator Alain La
Chartre:

Page 23
Chanel, red from A to Z by Alain Lachartre.

Page 24
Lucien Lelong, *Quick Change*, three lipstick cases
mounted in a white metal lapel brooch like the
money changers used by bus conductors. 1950s.

Page 25
Lucien Lelong, *Quick Change*, three lipstick cases
mounted in a brass lapel brooch like the money
changers used by bus conductors. 1950s.

Page 27
Dorin, refillable lipstick case in solid brass in the
shape of a champagne bottle produced by Irroy for
the champagne company's centenary, 1920.

Page 28
Guerlain, *Pink Lips*, jar in Paris porcelain decorated
with a rose containing a cream lip make up, 1880-
1910.

Page 29
Guerlain, *Rose extract*, liquid lipstick in a bottle,
1880-1920

Page 30
Top
Charles Lalanne, *Rouge Fraisy* bottle of liquid
lipstick with its own box, 1920
Middle
Harmelle and Roger & Gallet lipstick cases, 1920's
Bottom
Roger & Gallet, *Pink lip balm*, in a slip case in paper
and cardboard patented by the company in the
1880s.

Page 31
Left
L.T. Piver, *Nohiba*, two lipstick cases in two color
bakelite in the shape of a bombshell, 1930s.
Right
Helena Rubinstein, *Cracker Jack*, refillable lipstick
case in engraved brass with crystal studs and
imitation sapphires with its own box, 1940.

Page 32
Rouge Baiser, 1940-1950. Two refillable lipstick
cases: on the left the "lighter" in black opaque
glass and on the right the "cylinder" in engraved
brass with a cat's eye opening.
940s.

Page 33
Josephine Baker passionate about *Ultra Dior*
lipstick. Here she is dressed by Dior, 1960's.

Page 34
Bottom left
Helena Rubinstein, *Valaze*, one of the first lipstick
cases put on the market by Madame Rubinstein in
America, 1930.
Bottom right
Elizabeth Arden, the basic essentials of
any woman's purse including a bottle of,
Blue Grass extract and a refillable engraved brass
lipstick case with a sliding shutter.
1950s.

Page 35
From left to right and from top to bottom
Lanvin, *the Lipstick*, refillable black lacquered brass
lipstick case with the company logo. 1930s
Lucien Lelong, *Orgueil*, refillable brass lipstick case
using the design of the perfume bottle with the
same name, 1949.
Jean Patou, *Patou Lipstick*. refillable black
lacquered brass lipstick case with the company
logo, 1950
Schiaparelli, *Atomic Red*, refillable lipstick case, a
Shaker in two colored plastic. 1960s.
Elizabeth Arden, refillable engraved and grooved
brass lipstick case with its own mirror and push

button decorated with imitation rubies, 1950s.
Stendhal – Stendhal Red – (1955) – brass and copper lipstick case decorated with ornamental carving and logo (refillable).
Carven, *Vert & Blanc* and *Chasse Gardée*. Two refillable lipstick cases. One is cubic shaped in solid silver decorated with a pleated fabric motif and the other in brass and white metal in the form of a gun cartridge, 1950s.
Marcel Rochas *Femme*, 1940s.
Fernand Aubry. Cubic shaped refillable lipstick case in sold silver with ornamental carvings, monogrammed with the owner's initials, 1945-1950.

Page 36
Ad for *Le Rouge 1930* by the Parisian perfumer Violet, from an illustration by Kess Van Dongen.

Page 36
Brigitte Bardot, *Le Rouge du Succès*. Lipstick case in engraved brass presented on a promotional card, 1960

Page 38
Christian Dior, *Les Aventureux*, advertising campaign 1972. Make up by Serge Lutens.

Page 39
Christian Dior, *Les Tartares*, advertising campaign 1972. Make up by Serge Lutens.

Page 40
Left to right and from top to:
Stendhal, *Rouge Charmant*, in its luxury coffret. Refillable lipstick case in baroque style solid silver decorated with 4 small columns. 1945.
Carven, *Robe d'un Soir – Soie de Carven*. Refillable lipstick case in solid brass sheathed in green and white varnished paper in the shape of a reel of thread, 1945-1950.
Schiaparelli, left, lipstick case for *Shocking*, 1938. On the right, lipstick case for *Sleeping*, 1939. Designed by Fernany Guérycols, both these cases are refillable.
Schiaparelli, *Schiapencil*, in its own box. The case is in the form of a pen, one end holds the gloss and the other the lipstick, 1950s.
Stendhal, series of six lipstick cases in brass and white plastic with a speckled design in the style of Juan Miro, 1974-1975.
Nina Ricci, lipstick case in gold thermoformed plastic and brick red designed by Garouste & Bonetti, 1990.
L.T. Piver, promotional coffret of twelve refillable lipstick cases in engraved brass, 1930s.
Yves Saint-Laurent, *Love*, series of four lipstick cases in solid brass, plated in 24 carat gold each one decorated with an imitation gemstone, 1990.
Princess Marcella Borghese, lipstick case in brushed brass in the form of a seal decorated with the coat of arms of the princess in polychrome enamel. Left, detail of the top of the box with the seal in intaglio, 1960s.
Left
Guerlain, *Meteorites*, refillable cases produced by

Rexam with their box. Decorated by a Japanese company, 1986
Right
Jean-Paul Gaultier, lipstick cases for men, 2003.

Page 46
Frantisek Kupka (1871-1957), *Le rouge à levres II*, 1908. Strasbourg Museum of Contemporary Art MNAM warehouse. Photo Museum of the City of Strasbourg, Mr. Bertola.

Page 48
Top left
Advertising for the Biondy company, in 1925 in the *Review of Perfume* issued during the Decorative Arts Exhibition.
Bottom right
Engraved brass case made by the Blondy, Paris for Houbigant (left) and Coty (right), 1920s.

Page 49
Top right
Oekametall. Page from their lipstick case catalogue, 1950s.
Bottom right
Lancôme. Two refillable lipstick cases in engraved colored brass designed by Georges Delhomme and produced by Rexam, 1950s.

Page 50
Christian Dior, *Rouge Dior*, brass and two color plastic lipstick case with logo, designed by Serge Mansau and produced by Rexam, 1970.

Page 51
Top
Christian Dior, *Rouge Lady Dior*, lipstick case produced by Rexam. 2008.
Bottom
Christian Dior, *Dior Addict*, lipstick cases designed by Thierry de Baschmakoff and produced by Rexam, 2001.

Page 52
Top
Guerlain, *Kiss Kiss gold*, lipstick case designed by Hervé Van der Straeten and produced by Rexam. 1994.
Bottom
Guerlain, *Kiss Kiss baby*, silver version lipstick case designed by Hervé Van der Straeten and produced by Rexam, 2009.

Page 53
Top
Givenchy, *Rouge Interdit*, lipstick case produced by Rexam, 2008
Bottom
Givenchy, *Rouge Miroir*, lipstick case designed by Pablo Reinoso and produced by Rexam, 2000.

Page 54
Left
Giorgio Armani, *Black Gem*, collection of limited edition lipstick cases produced by Rexam, Christmas 2006.

Right
Shu Uemura , *Gloss Unlimited*, gloss case produced by Rexam, 2007.

Page 55
Left
Natura, *Diversa*, lipstick case produced by Rexam, 2006.
Right
Estée Lauder, *Signature*, engraved brass lipstick case produced by Rexam, 2007.

Page 56
Top
Dana, series of three lipstick cases in brass and bakelite, each in the shape of an African statue, 1938.
Bottom
Left
Tattoo, refillable lipstick case in engraved white metal and black enamel decorated with Hawaiian dancers, 1940s.
Right
Anna Sui *Dolly Girl on the Beach*, Japanese doll shaped polychrome plastic lipstick case, 2007.

Page 57
Hemsey, *Rouge Dièze*, series of three Chinese monk lipstick cases in white metal sheathed with bakelite imitation stone, 1920.

Page 58
Hemsey, *Rouge Dièze*, two lipstick cases in white metal and bakelite imitation coral or jade of Hercules with the world on his shoulders, made for the Olympic Games held in Paris en 1924.

Page 59
Hemsey, *Rouge Dièze*, series of three Mandarin lipstick cases in white metal sheathed in bakelite imitation coral, jet and jade, 1920s.

Page 61
Jeanne Paquin, *Matchlips*, in a two color refillable saddle stitched leather pouch containing matches with a lipstick paste on the tip. 1939.

Page 62
Top left
Rich'On – Lamis King, resin thermoformed polychrome lipstick case in the shape of a two handled vase, 1980s.
Top right
Avon, series of three compacts for lip gloss in colored plastic: Fried Egg, Mouth and Sunglasses, 1970s.
Bottom
Avon, series of seven lipsticks and colored lip balms in different colored plastic: *Peanut*, *Pencil*, *Ice Cream cone*, *Coca Cola bottle*, *glass of Milkshake*, 1970s.

Page 63
Top left
Grenoville, two umbrella lipstick cases made of turned and sculpted wood, lacquered in pink

fuchsia, 1945.
Bottom left
Grenoville, close up of wooden lipstick case, 1945.
Right
Kirby Beard, refillable lipstick case in solid brass sheathed with burgundy colored leather in the form of a miner's lamp that can be worn as a charm, 1950s.

Page 64
Bottom
Helena Rubinstein, *Four Cast*, case in solid brass made up of four tubes of lipstick, each laquered in a different color, shown here both open and closed, 1950.
Bottom right
Molinard, refillable engraved glass lipstick case with its own mirror, with their logo 1950s.

Page 65
Left to right and top to bottom
Leon Navar, engraved white metal in two color lacquer, with a sliding shutter, 1920s.
Christofle, refillable silver metal hallmarked lipstick case, 1950s.
Corona, engraved brass lipstick case with adjustable lettering, 1960s.
Molinard, modernist cubic lipstick case in engraved brass with its own mirror and a second cylinder shape in engraved brass and almond green lacquer both with company logo
Refillable, 1930-1950
Antoine, *Raisin à Lèvres*, cubic black lacquer initialed lipstick case, concept by J. Fouinat, Paris, 1924.
Caron, *Le Rouge Rechange, Alternative Red*, very modern refillable lipsticks in solid brass with a push button and sliding shutter. Patent registered by Félicie Bergaud, 1932.
Lenthéric. Shown here in its coffret, a refillable lipstick in grooved brass set off with black lacquer, initialed, 1930s.
Vichy - Harriet Hubbard Ayer, two lipstick cases in engraved brass, concept by Oekametall,1950s.
Guerlain / Beauty Institute, Place Vendôme, two white metal and brass lipstick cases with a sliding shutter, 1930.

Page 67
Left to right and top to bottom
Rich'On – Lamis King, series of six lipstick cases in colored and metalized thermoformed resin in the shape of an open winged swan, 1980s.
Rich'On – Lamis King. Imitation marble thermoformed resin lipstick case of *Lady*, the leading character of the Walt Disney film *Lady and the Tramp*, 1980s.
Rich'On – Lamis King, lipstick case in two colored thermoformed resin in the shape of the American eagle, 1980s.
Rich'On – Lamis King, two colored or metallized thermoformed resin lipstick cases in the shape of elephants with raised trunks, 1980s.

Page 68
Félicien Rops (1833-1898), *Pornokrates*- lady with a pig, Félicien Rops Provincial Museum, Namur, photo: Félicien Rops Provincial Museum, 1896.

Page 69
Unknown manufacturer. Series of three refillable pig shaped lipstick cases, two are in brass and the third in resin covered in gold metal. Sold in bordellos, 1920-1970

Page 70
Top to bottom
Paul & Joe, two cat lipstick cases in white metal and carton, 2008.
Stork Club, series of four lipstick cases in engraved brass with a black and white lacquer stork, symbol of the New York nightclub, 1950s.
Oriental design, refillable silver metal lipstick case, decorated with a camel, oriental motifs and Arabic lettering, 1950s.

Page 71
Salvador Dali & Elgin America, beauty compact in engraved gold plated brass in the shape of a bird. It has a powder compact, pill box and the bird's head is the lipstick case. Signed by the artist, 1950.

Page 72
Top
French craftsmanship, refillable lipstick, in silver and black enamel incrusted with marcassites and sheathed in bakelite, with a black satin moiré strap, 1920.
Bottom
Lancôme, refillable lipstick case in gold plated brass, designed by Georges Delhomme and produced by Rexam, 1950s.

Page 73
Left
J. Chaumet, refillable lipstick case, 18 carat gold pendant in red and ivory colored lacquer with a small timepiece presented in a jewel case, 1930s.
Right
Cartier (New York) for Charles of the Ritz, refillable lipstick case in 14 carat gold with a lip brush, presented in a jewel box,1950s.

Page 74
Bohemia Crystal Ingrid, refillable lipstick case in white meal sheathed with black and emerald green opaque crystal in imitation jet and malachite, it is the head of an 18th century courtesan, 1930s.

Page 75
Unknown source, refillable lipstick case in the shape of a hand with a gold lacquered lace cuff in brass and molded resin with imitation jasper, 1940s.

Page 76
Hampden, refillable brass and copper lipstick case, an oriental style with an openwork design incrusted with rhinestones, with a Buddha shaped cap, 1950s.

Page 77
Boucheron, refillable lipstick case in solid silver and 18 carat rose gold with an openwork design of branches, flowers and birds each decorated with a cabochon ruby, 1946.

Page 78
Left
Lenthéric, *Apple of Eden*, refillable lipstick case in brass set off with silver and incrusted with false emeralds, in the form of an enlaced serpent biting the apple of knowledge, 1950s.
Right
Top
Guerlain, lipstick case in gold plated brass designed by Boucheron, jeweler, Place Vendôme, Paris, 1930s.
Bottom
Hattie Carnegie, brass lipstick case decorated with a double row of imitation emeralds, 1950s.

Page 79
Hermès, refillable lipstick case in solid silver and 18 carat rose gold with a criss cross decoration made to look like sealing wax , 1960s.

Page 80
Top right
Charles of the Ritz, refillable lipstick case in bakelite with a brass fishnet breloque that can be used as a charm,1950s.
Bottom left
Georg Jensen, New York, refillable lipstick case in solid silver decorated with an elaborate tulip design with its own applicator brush, 1950.
Right
Christian Dior, *Dior Princess Ring*, two limited edition white metal studded compacts in the shape of a ring containing a rouge and a lip gloss, 2005.

Page 81
Left
Helena Rubinstein, *Cracker Jack*, two refillable guilloche patterned brass lipstick cases in black lacquer incrusted with imitation rubies and a case in white metal and brass incrusted with imitation diamonds, and an initialed coffret, 1950s.

RightRevlon, *Futurama*, series of refillable lipstick cases designed by Van Cleef & Arpels, New York in brushed silver metal, engraved and lacquered or in brushed brass, some with incrustations of white crystal, 1957.

Page 82
Left
Revlon, *Futurama*, refillable lipstick case in engraved gold plated brass designed by Van Cleef & Arpels, New York, in its luxury coffret, 1965.
Right
Revlon, *Futurama*, refillable brushed white metal and brass lipstick case with incrustations of crystal glass designed by Van Cleef & Arpels, New York, in its initialed coffret, 1957.

Page 83
Caron, *le rouge à lèvres*, two refillable luxurious lipsticks in grooved silver and 18 carat rose gold, with an 18 carat rose gold push botton and incrusted roses and rubies, 1948.
Bottom left
Caron, *le rouge à lèvres*, refillable luxury lipstick case in grooved solid silver, with gold plated push button and initialed coffret, 1948.
Top and bottom right
Lancôme, very luxurious engraved brass gold plated case in the shape of a cigarette lighter and containing two tubes of refillable lipsticks, design by Georges Delhomme, concept by Rexam, 1950.

Page 84
Right
Prince Matchabelli, New York, two refillable lipstick cases in engraved brass, one in white lacquer and the other in black lacquered grooved brass with a push button in the form of a crown, 1940.

Page 85
Prince Gourielli, refillable mushroom shaped lipstick case in solid silver vermeil incrusted with imitation sapphires, 1940.

Page 86
Bottom left
Borsari, *Notte Romana*, refillable ionic column shaped lipstick case in engraved solid brass, 1950s.
Right
Nichilo, *Tower of Pisa*, close up of the lipstick case made by the Roman jeweler.

Page 87
Nichilo, series of 4 refillable *Tower of Pisa* lipstick cases in vermeil decorated with imitation ruby or sapphire cabochons, 1950s.

Page 88
Left
Lancôme, refillable lipstick case in engraved brass, partially lacquered in black in the shape of a paline designed by Georges Delhomme and made by Rexam, 1950s.
Right
Lancôme, refillable lipstick case in engraved brass, partially lacquered in green in the shape of a paline , set in a jewel case, designed by Georges Delhomme and made by Rexam, 1950s.

Page 89
Top left
Christian Dior, *Rouges Dior* luxury coffret with a lipstick case for the dressing table with refills. 1955-1960.
Top right
Christian Dior, *Lipsticks for the Dressing Table*, *Obelisk* shaped lipstick case in a special coffret specially made by Christian Dior for Gloria Vanderbilt, 1955.
Bottom
Christian Dior, *Lipsticks for the Dressing Table*, two lipstick cases in engraved brass, surrounded by cut and polished glass in the shape of the Obelisk of the Place de la Concorde in Paris, designed by Fernand Guérycolas..

Page 90
Helena Rubinstein, refillable brass lipstick case with its own mirror in the shape of a miniature telescope. 1950s.
Bottom right
Dorothy Gray, *Savoir Faire*, refillable lipstick case in engraved brass, with a wolf design and partially lacquered in black, 1947.

Page 91
Guerlain, *Jeux de Dames*, three refillable lipstick cases in white metal with an openwork design and lacquered in different colors, created by Blondy, Paris, 1928.

Page 94
Tank containing liquid lipstick paste

Page 96
Palette of pigments used to create different lipstick shades

Page 99
Top left
Filling the honeycomb mold with liquid lipstick paste
Bottom left
Removal from the mold at a temperature just under 0° Centigrade
Top right
Quality control after automatic removal from the mold and packaging
Bottom right
Spiral form bullet, beveled and engraved for Sisley in 2005.

Page 101
Chéramy, *Raisin Permenent*, merchandiser coffret with twenty four cases in white metal each with a polychrome label, with six testers. 1930s.

Page 104
Christian Dior, *Eau Sauvage*, 1966, illustration by René Gruau used for the advertising campaign for this men's eau de toilette in 1972.

Page 106
Top left
Max Factor, polychrome cardboard advertising poster with portraits of Ava Gardner and Elizabeth Taylor, 1950.
Bottom left
Revlon, *Futurama*, merchandiser with 5 different refillable lipstick cases designed by Van Cleef & Arpels, New York, 1957.

Page 107
Blackamoor, brass lipstick cases decorated with a lacquered African head and incrusted with rhinestones presented in a matching handbag by the American company Princess, 1950s.

Page 108
Left
Revlon, *Girl Doll Lipstick*, refillable lipstick case in thermoformed resin and engraved brass, sheathed in red satin, studded glass and white mink for this replica of Marilyn Monroe, 1962.
Right
Revlon, *Sphinx Doll Lipstick*, refillable lipstick case in pliable plastic and engraved brass sheathed with a geometric patterned fabric and satin for this mini Elizabeth Taylor dressed as Cleopatra, 1962.

Page 109
Revlon, *Girl Doll Lipstick*, refillable lipstick case in thermoformed resin and engraved brass, sheathed in pink satin and chamois, with studded glass and lunaraine mink for this little model of Ava Gardner, 1962.

Page 110
Top right
Revlon, *Couturine Doll Lipstick*, two refillable lipstick cases in thermoformed resin and engraved brass, in different polychrome fabrics, in an initialed coffret, 1961-1962.
Bottom left
Revlon, *Couturine Doll Lipstick*, series of five lipstick cases in thermoformed resin and engraved brass in different polychrome fabrics which comes with a lipstick holder in molded plastic decorated with glass studs and a molded white rose, 1961-1962.

Page 111
Revlon, *Couturine Doll Lipstick*, series of five refillable thermoformed and engraved brass lipstick cases in different polychrome fabrics, sometimes with a hat and necklace, four of them are on their original stand and are effigies from left to right of: Lana Turner, Lauren Bacall, Bette Davis, Grace Kelly, and Jackie Kennedy, 1961-1962.

Page 112
Top left
Grenoville, *Sûre d'Elle*, polychrome illustrated advertising board, 1945-1950.
Bottom left
Rouge Baiser, polychrome illustrated advertising board from a drawing by Pierre Fix-Masseau, 1945-1950.

Page 113
Left
Christian Dior, shade chart of twenty four lipsticks and nail enamels, 1960.
Right
Lasègue, polychrome illustrated advertising panel with a five color shade chart, 1930s.

Page 114
Max Factor, *Watercolor Pastels*, an original polychome promotional item of an ice cream cart with five refills, 1960s.

Page 115
Elizabeth Arden, Moore Mac Cormack Lines. Coffret of three lipstick cases in polychrome lacquered metal in the form of a steam liner funnel belonging to the shipping company Moore Mac Cormack, 1954.
Shades: Arden Pink, Fragile, and Pure Pure Red.

Page 116
Left
Perrier, *Zany Perrier!*, promotional lipstick case given to the press, bright lemon, 1990.
Right
Carstairs, series of sample lipstick cases in plastic in the shape of miniature whisky bottles,1950.

Page 117
Left
Lancôme, ad for three luxury lipstick cases designed by Georges Delhomme et produced by Rexam, 1950s.
Right
Stratton, refillable brass lipstick with a safety mechanism and a mirror in the shape of a fan, the mirror lid was engraved with the name of various airline companies of the time, 1950-1960.

Page 119
Left
Connie Francis, *Lipstick on your Collar*, single record – song that tells the tale of the dangers of lipstick in romantic relationships, 1959.
Right
Avon, *1 Hit*, compact with a lip gloss in molded plastic in the shape of a single record with a record player shaped case, 1970s.

Page 123
American workmanship, lipstick case in engraved brass with a purple lacquered cap in the form of an acorn, 1930s.

Page 126
Top left
Promotional badge of Barak Obama wearing lipstick, issued during the American presidential campaign in 2008 and sold on the internet by www.lovepoliticalbuttons.com

Page 127
Embroidered lipstick blotter handkerchief from the 1950s.
Right
Lipstick Building, New York, a lipstick shaped skyscraper.

Pages 128 and 129
Serge Mansau, *Lips Tag*, panel wall covered with plaster and decorated with lipstick kisses, 2009.

Page 131
Right
By Terry, *Jewel Kiss Case*, special edition for Saint Valentine's Day, 2003.

Page 135
Stratton, three refillable lipstick cases in engraved brass with a fan shaped mirror and lid in polychrome, 1950s.

Page 137
Clarins, *Joli Rouge*, 2007.

Page 139
Tussy, case for the handbag with a mini bottle of perfume extract and a polychrome refillable tube of lipstick decorated with a harlequin and a dove, one open, the other closed, 1950s.

Page 141
Dana, African style lipstick holder in brass and molded bakelite of an African statue, 1938. The version pictured here is in bakelite..

Page 143
Fred Farrugia, *Fred Farrugia Make Up Palette*, in 9 stackable modules designed by Ora-Ito and produced by L& F Beauty, 2009.

Page 145
American workmanship. Refillable key shaped brass lipstick case, the key handle is also a mirror, 1950s.

Page 147
Guerlain – "Le Rouge G" (2009)
Lipstick case with its own mirror in white metal with a silver shimmer designed by the jeweler Lorenz Baumer, produced by Jakel with a patented mechanism by Rexam.

Page 148
Christian Dior, *Sérum de Rouge*, 2009.

Page 151
Nars Cosmetics, *Nars Lipstick*, 1994, and lipstick palette, 2000.

Page 153
Lancôme, three refillable lipstick cases designed by Georges Delhomme and produced by Rexam, 1950s.

Page 155
La Charmeuse. Beauty compact in black lacquered white metal, with a motif in sculptured jade surrounded with marcassites, the lipstick tube acts as a clasp, 1930s. Refillable.

Index des maisons citées dans l'ouvrage
ayant des données historiques disponibles.
Brand index

Antoine de Paris
Salon de coiffure et institut de beauté créés en 1920 à Paris par Antoine Cierplikowski. Premier rouge à lèvres commercialisé à partir de 1924.
Hair and beauty salon founded in Paris by Antoine Cierplikowski in 1920. First lipstick appeared on the market in 1924.

Elizabeth Arden
Marque américaine de cosmétiques créée en 1910 à New York par Elizabeth Nightingale Graham (1878-1966) , d'origine canadienne. Elle adopte le nom d'Elizabeth Arden en lançant sa première ligne de cosmétiques « Venetian ».
American cosmetics brand founded in New York by Canadian-born Elizabeth Nightingale Graham (1878-1966) in 1910. She took on the name Elizabeth Arden upon launching her first line of "Venetian" cosmetics.

Giorgio Armani
Maison de couture créée en 1974 par Giorgio Armani (né en 1934). Marque de parfumerie et de cosmétiques appartenant à L'Oréal.
Fashion house founded in 1974 by Giorgio Armani (born in 1934). Fragrance and cosmetics brand belonging to L'Oréal.

Fernand Aubry
Salon d'esthétique créé en 1924 à Paris par Fernand Aubry (1907- ?). Rouge à lèvres commercialisés dans les années 1930.
Beauty salon founded in 1924 by Fernand Aubry (1907-?) in Paris. Lipsticks appeared on the market in the thirties.

Avon
Marque américaine de parfums et cosmétiques créée à New York en 1886 par David Hall Mac Connell (1858-1937) sous la raison sociale « Californian Perfume Company ». La marque Avon apparait à partir de 1929.
American fragrance and cosmetics brand founded in New York in 1886 by David Hall MacConnell (1858-1937) under corporate name "Californian Perfume Company". It changed its name to Avon in 1929.

Harriet Hubbard Ayer
Marque américaine de cosmétiques créée par Harriet Hubbard Ayer (1849-1903), originaire de Chicago. Rouge à lèvres commercialisé à partir des années 1920.
American cosmetics brand founded by Chicago-born Harriet Hubbard Ayer (1849-1903). Lipstick appeared on the market in the twenties.

Princess Marcella Borghese
Marque américaine de cosmétiques lancée par Revlon, à la suite de la rencontre entre la princesse Marcella Borghese (1911-2002) et Charles Revson en 1956. Cette marque mise sous contrat de licence conclue entre ces deux personnalités demeure toujours très présente aux États-Unis grâce au dynamisme de sa nouvelle propriétaire Georgette Mosbacher dont la fierté cosmétique s'appelle « La Prairie ».

American cosmetics brand launched by Revlon, after Princess Marcella Borghese (1911-2002) met Charles Revson in 1956. Issue of a licence contract signed by the two personalities, the brand remains highly present in the United States thanks to the dynamic approach taken by its new owner, Georgette Mosbacher, whose prestige cosmetics brand goes by the name "La Prairie".

Borsari
Maison de parfumerie créée en 1870 à Parme par Ludovico Borsari. Rouge à Lèvres commercialisé dans les années 1950.
Perfumery house founded in 1870 in Parma by Ludovico Borsari. Lipstick appeared on the market in the fifties.

Boucheron
Maison de Joaillerie créée à Paris en 1858 par Frédéric Boucheron. Étuis de rouge à lèvres luxueux conçus à partir de 1945.
Jewellery house founded in Paris in 1858 by Frédéric Boucheron. Luxury lipstick cases produced from 1945.

Bourjois
Société de cosmétiques pour le théâtre créée en 1860 par M. Ponsin, rachetée en 1869 par Alexandre Napoléon Bourjois qui vendit son affaire à Ernest Wertheimer. Premiers rouges à lèvres vers les années 1880.
Stage cosmetics company set up in 1860 by M. Ponsin, taken over by Alexandre Napoléon Bourjois in 1869, who then sold it on to Ernest Wertheimer. First lipsticks launched in the 1880s.

Hattie Carnegie
Maison de couture créée à New York par Henrietta Kanengeiser (1889-1956), d'origine autrichienne. Parfums et cosmétiques commercialisés à partir de 1938.
Fashion house founded in New York by Austrian-born Henrietta Kanengeiser (1889-1956). Fragrances and cosmetics appeared on the market from 1938.

Caron
Maison de parfumerie fondée à Paris en 1904 par Ernest Daltroff (1867-1941). Premiers rouges à lèvres commercialisés dans les années 1930 avec son associée Félicie Bergaud (1874-1967).
Fragrance house founded in Paris in 1904 by Ernest Daltroff (1867-1941). Launched his first lipsticks onto the market in the thirties in partnership with Félicie Bergaud (1874-1967).

Cartier
Maison de Joaillerie et horlogerie créée à Paris par Louis Cartier (1875-1942). Étuis de rouge à lèvres précieux conçus dans les années 1930.
Jewellery and watch-making house founded in Paris by Louis Cartier (1875-1942). Jewel lipstick cases designed in the thirties.

Carven
Maison de couture fondée par Madame Carven-Mallet en 1945. Parfums et cosmétiques commercialisés à partir de 1946.
Fashion house founded by Madame Carven-Mallet in 1945. Fragrances and cosmetics launched onto the market from 1946.

Chanel
Maison de couture créée à Paris vers 1908 par Gabrielle Chanel (1883-1971). Société de parfumerie créée en 1924 en association avec Ernest Wertheimer. Premier rouge à lèvres lancé vers 1930.Chanel
Fashion house created in Paris in about 1908 by Gabrielle Chanel (1883-1971). Perfume company created in 1924 in collaboration with Ernest Wertheimer. First lipstick launched around 1930.

Charles of the Ritz
Salon de coiffure ouvert en 1916 à l'Hôtel Ritz de New York par le Français originaire d'Alsace Charles Jundt. Premier rouge à lèvres commercialisé en 1927. Marque rachetée par Revlon dans les années 1960.
Hair salon which opened its doors in 1916 at the New York Ritz, founded by Alsace-born Charles Jundt. First lipstick launched in 1927. Brand taken over by Revlon in the sixties.

Chaumet
Maison de joaillerie fondée à Paris en 1780 par Étienne Marie Nitot, reprise en 1885 par Joseph Chaumet (1852-1928). Étuis de rouge à lèvres sophistiqués créés vers la fin des années 1930.
Jewellery house founded in Paris in 1780 by Etienne Marie Nitot, taken over in 1885 by Joseph Chaumet (1852-1928). Intricate lipstick cases designed in the late thirties.

Chéramy
Maison de parfumerie et de cosmétique fondée par Raymond Couin en 1920. Rachetée en 1922 par la maison Houbigant. Rouges à lèvres commercialisés dès 1925.
Perfumery and cosmetics house founded by Raymond Couin in 1920. Taken over by Houbigant in 1922. Lipsticks sold on the market from 1925.

Christofle
Maison d'orfèvrerie créée à Paris en 1845 par Charles Christofle (1805-1863), fournisseur de l'empereur Napoléon III. Concepteur d'étuis de rouge à lèvres dans les années 1950.
Goldsmith's founded in Paris in 1845 by Charles Christofle (1805-1863), gold supplier to Napoleon III. Lipstick cases designed in the fifties.

Clarins
Maison de cosmétiques créée par Jacques Courtin-Clarins (1921-2007) et leader européen en matière de soins. Ligne de maquillage développée en 1991.
Cosmetics house founded by Jacques Courtin-Clarins (1921-2007), the European leader in skincare. Make-up range developed in 1991.

Coty
Maison de parfumerie et cosmétiques fondée à Paris en 1904 par François Spoturno (1874-1934), le père de la parfumerie moderne. Premiers rouges à lèvres commercialisés dès 1920.
Perfumery and cosmetics house founded in Paris in 1904 by François Spoturno (1874-1934), the father of modern perfumery. First lipsticks launched from 1920.

Salvador Dali
Marque de parfumerie et cosmétiques créée en 1983 par Jean-Pierre Grivory avec l'accord du maître du Surréalisme (1904-1989), la bouche d'Amanda Lear ayant inspiré les premiers étuis de rouges à lèvres de cette maison.
Perfumery and cosmetics brand created in 1983 by Jean-Pierre Grivory, with permission from the Surrealist master (1904-1989), the first lipstick cases created by the house were inspired by the lips of Amanda Lear.

Dana
Maison de parfumerie créée en 1932 par l'homme d'affaires espagnol Javier Serra. Son nom vient de Danae, femme à la légendaire beauté de la mythologie grecque. Rouges à Lèvres d'inspiration africaniste créés vers 1938.
Perfumery house founded in 1932 by Spanish entrepreneur Javier Serra. Its name is borrowed from Danae, a legendary beauty from Greek mythology. African-inspired lipsticks created around 1938.

Christian Dior
Maison de couture et société de parfums fondées en 1947 par Christian Dior (1905-1957). Premier rouge à lèvres dénommé « rouge pour la coiffeuse » lancé en 1955.
Couture and fragrance house founded in 1947 by Christian Dior (1905-1957). First lipstick launched in 1955, under the name "rouge for the dressing table".

Dorin
Maison de cosmétiques pour le théâtre créée en 1780 à Paris par Mademoiselle Montansier (1730-1820), fournisseur de Marie-Antoinette. Affaire reprise en 1817 par J.B. Dorin. La marque Dorin est toujours commercialisée par la société Francexcellence.
Stage cosmetics house founded in 1780 in Paris by Mademoiselle Montansier (1730-1820), who supplied make-up to Queen Marie-Antoinette. The company was taken over by J.B. Dorin in 1817. The Dorin brand is still on sale today, by the company Francexcellence.

Elgin (America)
Manufacture américaine d'horlogerie fondée en 1867 dans l'état de l'Illinois. Conception de montres-bracelets pour l'armée américaine en 1916, et de montres Art Déco durant les années 1920 et 1930. La manufacture se diversifie vers la fin des années 1930 en créant des accessoires féminins (poudriers et boites de beauté). Fermeture en 1951.
American watch-maker founded in 1867 in the state

163

of Illinois. Bracelet watches designed for the American army in 1916, and Art Deco ranges launched in the twenties and thirties. Products began to diversify towards the end of the thirties, with the launch of women's accessories (powder compacts and make-up cases). Closed its doors in 1951.

Max Factor
Maison de cosmétiques créée à New York en 1909 par Maximilian Faktorowicz (1877-1938), d'origine polonaise. Maquilleur attitré du tout-Hollywood durant les années 1920 et 1930. Inventeur du gloss.
Ligne de cosmétiques et maquillage commercialisés actuellement par Procter & Gamble.
Cosmetics house founded in New York in 1909 by Polish-born Maximilian Faktorowicz (1877-1938). Revered make-up artist throughout Hollywood in the twenties and thirties. Invented lipgloss.
Cosmetics and make-up line currently distributed by Procter & Gamble.

Jean-Paul Gaultier
Couturier ayant créé sa maison de couture à Paris en 1977. Parfums lancés sous son nom à partir de 1990. Cosmétiques pour hommes avec rouges à lèvres lancés en 2003.
Designer founded his fashion house in Paris in 1977. Fragrances launched under his name from 1990. Men's cosmetics including lipsticks launched in 2003.

Givenchy
Maison de couture créée par Hubert de Givenchy à Paris en 1951. Premier parfum « L'Interdit » lancé en 1957. Ligne de maquillage lancée en 1988.
Couture house created by Hubert de Givenchy in Paris in 1951. First fragrance, "L'Interdit", launched in 1957. Make-up range launched in 1988.

Gourielli
Marque américaine de parfums et cosmétiques créée en 1939 par Helena Rubinstein pour son second époux, le prince Artchil Gourielli Tchkonia (1895-1955), d'origine géorgienne. Son premier rouge à lèvres dont l'étui représente un Shaker se nomme « Five O'Clock ».
American fragrance and cosmetics brand created in 1939 by Helena Rubinstein in honour of her second husband, the Georgian Prince Artchil Gourielli Tchkonia (1895-1955). The first lipstick, sold in a case in the shape of a Shaker, was called "Five O'Clock".

Dorothy Gray
Salon de beauté créé à New York vers 1910 et domicilié sur la 5e Avenue en 1929. Lancement de son célèbre rouge à lèvres « Savoir-Faire » en 1947.
Beauty salon created in New York in about 1910, relocated to 5th Avenue in 1929.
Its famous lipstick, "Savoir-Faire", was launched in 1947.

Grenoville
Maison de parfumerie créée à Paris en 1879 par Paul Grenouille qui changea son nom patronymique en Grenoville. Parfums et cosmétiques très en vogue de 1920 à 1950.
Fragrance house created in Paris in 1879 by Paul Grenouille, who subsequently changed his name to Grenoville. Highly fashionable fragrances and cosmetics between 1920 and 1950.

Guerlain
Maison de parfumerie et de cosmétiques créée à Paris en 1828 par Pierre François Pascal Guerlain (1798-1864). Premier rouge à lèvres commercialisé vers 1880.
Fragrance and cosmetics house founded in Paris in 1828 by Pierre François Pascal Guerlain (1798-1864). First lipstick appeared on the market in around 1880.

Hampden Watch company
Manufacture américaine d'horlogerie fondée en 1867 à Springfield dans l'état du Massachussetts. La manufacture se diversifie à partir de la fin des années 1930 en fabriquant des poudriers et des étuis de rouge à lèvres.
De nos jours, elle reste un des leaders américains sur le marché de la montre-bracelet.
American watch-maker founded in 1867 in Springfield, Massachusetts. Produce branched out towards the end of the thirties to include powder compacts and lipstick cases.
It remains one of the leading American bracelet watch-makers today.

Hermès
Maison de Sellerie créée à Paris en 1837 par Thierry Hermès. Étuis à rouge à lèvres grand-luxe commercialisés dans les années 1950.
Saddlery founded in Paris in 1837 by Thierry Hermès. High-luxury lipstick cases launched in the fifties.

Houbigant
Maison de parfumerie dénommée « A la Corbeille Fleurie » créée à Paris en 1774 par Jean-François Houbigant, parfumeur gantier fournisseur du Roi.
Devenue sous la direction d'Alfred Javal et Paul Parquet une marque de luxe durant la première moitié du xxe siècle. Ces deux hommes d'affaires créèrent la marque de parfums et cosmétiques Chéramy en 1924.
Fragrance house initially known as "A la Corbeille Fleurie (The Flower Basket)", founded in Paris in 1774 by Jean-François Houbigant, fragrance and glove maker to the king.
Became a luxury brand under the management of Alfred Javal and Paul Parquet during the first half of the 20th century. These two business men created the fragrance and cosmetics brand Chéramy in 1924.

Ingrid (cristallerie)
Collection d'objets de parfumerie et accessoires en cristal créée à partir de 1934 par H.G. Schlevogt, et portant le nom de sa petite-fille, Ingrid. Ce verrier-cristallier originaire de Bohême est un grands nom

de l'art verrier tchèque.
Ingrid (crystal glass-making)
Fragrance bottles and accessories collection launched in 1934 by H.G. Schlevogt, named after his granddaughter, Ingrid. Originating from Bohemia, this crystal glass-maker is a major name in Czech glass-making and artwork.

Institut de Beauté, 26 Place Vendôme à Paris, (Klytia).
Maison de cosmétiques et salon d'esthétique créés en 1895 par François Merle et Élise Marie Valentin Le Brun, première femme ayant inventé le concept de « l'Institut de Beauté ». Rouges à lèvres commercialisés dès les années 1910. La marque Klytia est toujours commercialisée grâce à Thierry Marcadet, descendant de la fondatrice.
Cosmetics house and beauty salon created in 1895 by François Merle and Elise Marie Valentin Le Brun, the woman who invented the concept of the "Institut de Beauté". Lipsticks launched onto the market from 1910. The Klytia brand is still on sale today, thanks to Thierry Marcadet, a descendant of its founder.

Georg Jensen inc. New York
Maitre orfèvre danois (1866-1935). fournisseur de la Cour du Danemark
Les étuis de rouge à lèvres furent créés à partir des années 1950 pour le marché nord-américain à New York par Sigvaard Bernadotte (1907-2002), fils de Gustav Adolf VI, roi de Suède.
Danish master goldsmith (1866-1935), who provided gold goods for Denmark's royal family.
Lipstick cases were created for the North-American market in New York in the fifties by Sigvaard Bernadotte (1907-2002), son of Gustav Adolf VI, King of Sweden.

Ch. Lalanne
Maison de parfumerie fondée à Paris par Charles Lalanne vers 1910.
Connue pour sa ligne de cosmétiques et de maquillage « Fraisy » à base de fraises.
Fragrance house founded in Paris by Charles Lalanne in about 1910.
Renowned for its strawberry-based cosmetics and make-up line, "Fraisy".

Lancôme
Maison de parfumerie et de cosmétiques créée à Paris en 1935 par Armand Petitjean (1884-1970). Collection de rouges à lèvres lancée en 1950.
Fragrance and cosmetics house created in Paris in 1935 by Armand Petitjean (1884-1970). Lipstick collection launched in 1950.

Jeanne Lanvin
Maison de couture créée par Jeanne Lanvin (1867-1946). Parfums et cosmétiques lancés à partir de 1924.
Fashion house founded by Jeanne Lanvin (1867-1946). Fragrances and cosmetics launched from 1924.

Lasègue
Société de parfumerie et cosmétiques créée à Maisons-Alfort vers 1910 par Arthur Lasègue.
Fragrance and cosmetics company founded in Maisons-Alfort around 1910 by Arthur Lasègue.

Estée Lauder
Marque de cosmétiques créée à New York en 1946 par Estée Lauder (1906-2004). Rouges à lèvres de grande qualité commercialisés à partir des années 1960.
Cosmetics brand founded in New York in 1946 by Estée Lauder (1906-2004). High-quality lipsticks launched in the 60s.

Leichner
Maison de cosmétiques créée en 1878 par le pharmacien allemand Ludwig Leichner (1836-1912), fournisseur de produits de maquillage pour le théâtre et l'opéra.
Cosmetics house founded in 1878 by German pharmacist Ludwig Leichner (1836-1912), who produced make-up products used in theatre and opera.

Lucien Lelong
Maison de couture créée par Lucien Lelong (1889-1958). Premiers parfums lancés vers 1924, et rouges à lèvres commercialisés dans les années 1940.
Fashion house created by Lucien Lelong (1889-1958). First fragrances launched towards 1924 and lipsticks appeared on the market in the forties.

Lenthéric
Salon de coiffure et institut de beauté créés en 1885 par Guillaume Lenthéric. Parfums et cosmétiques commercialisés à partir de 1924. La marque Lenthéric sera rachetée en 1942 par les laboratoires pharmaceutiques américains Squibb.
Hair and beauty salon founded in 1885 by Guillaume Lenthéric. Fragrances and cosmetics launched on the market from 1924. The Lenthéric brand was bought over by American pharmaceutical laboratories Squibb in 1942.

Prince Matchabelli
Maison américaine de parfums et cosmétiques fondée à New York en 1926 par le prince George Matchabelli (1885-1935). Rouges à lèvres commercialisés à partir des années 1940.
American fragrance and cosmetics house founded in New York in 1926 by Prince George Matchabelli (1885-1935). Lipstick cases manufactured from the forties.

Molinard
Maison de parfumerie grassoise fondée en 1849 par le chimiste-parfumeur éponyme. Rouges à lèvres commercialisés dans les années 1950.
Grasse-based perfume house founded in 1849 by the chemist-perfume maker of the same name. Lipsticks launched in the fifties.

François Nars
Marque de cosmétiques et ligne de maquillage lancées en 1994 par le photographe de mode François Nars (né en 1959), appartenant aujourd'hui au groupe Shiseido.
Cosmetics and make-up brand launched in 1994 by fashion photographer François Nars (born in 1959), today forms part of the Shiseido group.

Natura (Brasil)
Entreprise brésilienne de cosmétiques créée en 1969 par Luiz Seabra. Ligne de maquillage développée à partir de 2005.
Brazilian cosmetics company founded in 1969 by Luiz Seabra. Make-up line developed from 2005.

Paquin
Maison de couture fondée à Paris en 1890 par Jeanne Paquin (1869-1936). Parfums et cosmétiques développés et lancés en 1939.
Fashion house founded in Paris in 1890 by Jeanne Paquin (1869-1936). Fragrances and cosmetics developed and launched in 1939.

Jean Patou
Maison de couture créée en 1912 par Jean Patou (1875-1936). Parfums et cosmétiques développés et lancés à partir de 1924.
Fashion house created in 1912 by Jean Patou (1875-1936). Fragrances and cosmetics developed and launched from 1924.

Paul & Joe
Maison de prêt à porter créée en 1995 par Sophie Albou née en 1967, styliste ayant fait ses classes chez le couturier Azzedine Alaïa. Cette marque, baptisée des prénoms des deux fils de la styliste, connait un franc succès avec ses cosmétiques lancés à partir de 2002.
Prêt à porter fashion house created in 1995 by Sophie Albou, born 1967, a designer who studied under the guidance of couture creator Azzedine Alaïa. The brand, named after the stylist's two sons, achieved notable success with the launch of its cosmetics range in 2002.

Peggy Sage
maison américaine de cosmétiques créée aux États-Unis en 1925 par Madame Peggy Sage, spécialisée dans la beauté et le soins des ongles. Gamme de rouges à lèvres développée durant les années 1950. La marque acquis par le groupe Unilever dans les années 1950 devient française en 1995 lors de son rachat par Jean-Paul Collomb épaulé par son fils André. Peggy Sage est une maison désormais française installée à Bonneville en Haute-Savoie.
American cosmetics house founded in the USA in 1925 by Mrs. Peggy Sage, specialised in nail care and nail enamel. Lipstick range developed in the 1950s. The brand was taken over by the Unilever group in the 1950s and moved to France in 1995 after being bought by Jean-Paul Collomb in association with his son André. Peggy Sage is now a French company located in the town of Bonneville in the Haute-Savoie region.

L.T. Piver
Maison de parfumerie créée à Paris en 1774 sous la raison sociale « A la Reine des Fleurs » reprise par Guillaume Dissey et Louis Toussaint Piver en 1813. Rouge à lèvres commercialisé après 1920.
Fragrance house founded in Paris in 1774 under the corporate name "A la Reine des Fleurs (Queen of Flowers)", taken over by Guillaume Dissey and Louis Toussaint Piver in 1813. Lipstick launched onto the market from 1920.

Mary Quant
Créatrice de mode ayant créé sa marque de prêt à porter dès 1955 à Londres. Elle est l'inventeur de la fameuse mini-jupe en 1960. Cosmétiques lancés au début des années 1970.
Fashion designer who created her own ready to wear brand in London in 1955. Inventor of the famous 1960s mini-skirt. Cosmetics launched in the early 70s.

Revlon
Marque américaine de cosmétiques créée en 1932 à New York par Charles Haskell Revson (1906-1975), d'origine canadienne, avec le concours de son frère Martin et du chimiste Charles Lachman, Charles Revson, en lançant son affaire et en reconnaissance des compétences de son chimiste, ayant choisi le nom RevLon au lieu de Revson. Les premiers rouges à lèvres seront commercialisés par cette maison dès 1939.
American cosmetics brand founded in 1932 in New York by Canadian-born Charles Haskell Revson (1906-1975), in association with his brother Martin and chemist Charles Lachman, whose skills Revson recognised when he launched the business by choosing the name RevLon instead of Revson. The house launched its first lipsticks in 1939.

Rich'On Incorporated (Lamis-King)
Maison américaine de cosmétiques basée à Los Angeles en Californie.
Durant les années 1980, création de rouges à lèvres présentés dans des étuis figuratifs (animaux). Articles exportés à Taiwan et en Asie du Sud-Est.
American cosmetics house based in Los Angeles, California. Created lipsticks sold in animal-shaped cases in the 80s. Produce exported to Taiwan and South-East Asia.

Marcel Rochas
Maison de couture créée en 1925 par Marcel Rochas (1902-1954). Parfums et cosmétiques lancés à partir de 1944.
Fashion house created in 1925 by Marcel Rochas (1902-1954). Fragrances and cosmetics launched from 1944.

Roger & Gallet
Maison de parfumerie et cosmétiques créée en 1862 par Armand Roger et Charles Gallet. Étui de pommade « Rose » commercialisé vers 1880.
Fragrance and cosmetics house created by Armand Roger and Charles Gallet in 1862. "Rose" lip balm case launched towards 1880.

Rouge Baiser
Marque de rouge à lèvres créée en 1927 par Paul Baudecroux, ingénieur chimiste, appartenant aujourd'hui au groupe italien de cosmétiques Deborah.
Lipstick brand created in 1927 by chemical engineer Paul Baudecroux; now belongs to Italian cosmetics group Deborah.

Helena Rubinstein
Marque américaine de cosmétiques créée en 1908 à New York par Helena Rubinstein (1870-1965), d'origine polonaise. Sa première ligne de produits de soins et de maquillage « Valaze » est commercialisée à partir de 1915.
American cosmetics brand created in 1908 in New York by Polish-born Helena Rubinstein (1870-1965). Its first skincare and make-up line, "Valaze", was launched onto the market in 1915.

Yves Saint Laurent
Maison de couture créée en 1962 par Yves Saint Laurent (1936-2008). Maquillage lancé sous sa griffe à partir de 1978.
Fashion house created in 1962 by Yves Saint Laurent (1936-2008).
Make-up range launched with his name in 1978.

Schiaparelli
Maison de couture créée à Paris par Elsa Schiaparelli (1890-1973), amie des surréalistes Salvador Dali et André Breton. Premier rouge à lèvres lancé en 1938 sous le nom de « Shocking ».
Fashion house created in Paris by Elsa Schiaparelli (1890-1973), friend to Surrealists Salvador Dali and André Breton. First lipstick launched in 1938 under the name "Shocking".

Shu Uemura
Marque de cosmétiques et ligne de maquillage créées en 1967 à Tokyo par Shu Uemura (1928-2007), suite à sa carrière de maquilleur pour le cinéma à Hollywood. Racheté en 2004 par L'Oréal.
Cosmetics and make-up brand created in 1967 in Tokyo by Shu Uemura (1928-2007), after a career as a make-up artist on Hollywood film sets. Taken over by L'Oréal in 2004.

Sisley
Maison de cosmétique et marque de parfumerie fondée en 1976 par Hubert d'Ornano, une des premières maisons spécialisées en phytocosmétologie, collection de rouges à lèvres de grande qualité ayant une excellente tenue.
Cosmetics and fragrance brand founded in 1976 by Hubert d'Ornano; one of the first companies specialised in phyto-cosmetics. Launched high-quality lipstick collection with excellent lasting power.

Stendhal
Maison de cosmétiques créée par Roger Thirion en 1945 au 25 rue Royale à Paris. Premier rouge à lèvres lancé cette même année.
Cosmetics house created by Roger Thirion in 1945 at 25 Rue Royale, Paris. First lipstick launched the same year.

Stork Club (New York)
Boite de nuit créée à New York en 1928 durant la prohibition, célèbre pour ses soirées conviant le tout New York. Ligne de parfum et cosmétiques créés à partir des années 1950. Fermeture en 1965.
Night club founded in New York in 1928 during the prohibition, famous for its soirées attended by New York's high society. Fragrance and cosmetics lines created in the fifties. Closed in 1965.

Stratton
Marque britannique d'accessoires féminins (poudriers, étuis de rouge à lèvres, étuis à cigarettes) créée en 1923 à Birmingham par la société Laughton and Sons Limited. Rachetée par le groupe Cork International en 1997.
British women's accessories brand (powder compacts, lipstick and cigarette cases) created in Birmingham in 1923 under the business Laughton and Sons Limited. Taken over by the Cork International group in 1997.

Anna Sui
Créatrice de Mode et Prêt à porter née à Detroit aux États-Unis en 1964.
Parfums lancés à son nom en 1999 et création de son rouge à lèvres « Dolly Girl » en 2007.
Fashion and ready to wear clothing designer born in Detroit, USA in 1964.
Fragrances launched under her name in 1999 and her lipstick, "Dolly Girl", was created in 2007.

By Terry
Maison de cosmétiques et éditeur d'une ligne de maquillage haut de gamme créés par Terry De Gunzburg en 1998. Le sur mesure du rouge à lèvres.
Cosmetics and prestige make-up company created by Terry De Gunzburg in 1998. Produces customized lipsticks.

Tussy
Marque américaine de cosmétiques créée à New York vers 1938 par la société française de parfumerie J.Lesquendieu.
American cosmetics brand created in New York in about 1938 by French fragrance house J. Lesquendieu.

Vichy
Maison de cosmétiques créée à Vichy en 1931. Rouge à lèvres commercialisé à partir des années 1940.
Cosmetics house created in Vichy in 1931. Lipsticks first launched in the forties.

Violet parfumeur
Maison de parfumerie et cosmétiques créée en 1810 à Paris, dirigée à partir de 1885 par la famille Rehns. Rouges à lèvres commercialisés dès 1920.
Fragrance and cosmetics house founded in Paris in 1810, managed by the Rehns family from 1885 onwards. Lipsticks appeared on the market from 1920.

Amy Butler Greenfield
L'Extraordinaire Saga du Rouge
Editions Autrement, 2007

Anne Mollard-Desfour
Le Rouge
CNRS Editions, 2001

Beauté du Siècle
Editions Assouline, 2000

Jessica Pallingston
Lipstick
St Martin's Press, New York, 1999

Meg Cohen Ragas et Karen Kozlowski
Read My Lips, Chronicle books, San Francisco, 1998

Roselyn Gerson
Purse Accessories, Schroeder Publishing, Paducah, 1997

Chanel, Couleurs et Lumières, Cahier n°6, Nicole Contencin, 1992

Estée Lauder
A Success Story
Random House, New York, 1985

Françoise Mohrt
Marcel Rochas, 30 ans d'élégance et de créations
Jacques Damase éditeur, 1983

Andrew Tobias
Fire & Ice, The Story of Charles Revson, the man who built the Revlon empire
William Morrow, 1976

Marian Berlewi
Dictionnaire des Symboles, Editions Seghers, 1974

Alfred Allan Lewis et Constance Woodworth
Miss Elizabeth Arden, an unretouched portrait
Coward, McCann et Geoghegan, New York, 1972

Christian Dior
Dior et Moi
éditions Amiot-Dumont, 1956.

René Le Florentin
Cosmétiques et Produits de Beauté - Librairie Desforges, 1938

J. Bredeville
Le Livre des Adresses de Madame, 1926

La Parfumerie Française
à l'Exposition Internationale des Arts Décoratifs à Paris
Editions de la Revue des Marques, 1925

Octave Uzanne
L'Art et les Artifices de la Beauté
Editions Félix Juven, 1902

Ce livre n'aurait pu voir le jour sans le soutien enthousiaste de :
Rexam Personal Care, leader incontesté dans l'industrie du rouge à lèvres,
Strand Cosmétics Europe, formulateur français de cosmétiques et maquillage,
Les Etablissements Charles Wauters et Fils, fabricant de cartonnages de luxe,
Le Salon Luxe Pack Monaco, ardent promoteur des métiers du packaging de luxe,
Beauteam pour qui la communication autour des métiers la beauté n'a plus de secret.

Nous remerçions vivement leurs équipes :
Rexam Personal Care–Misha Riveros Jacobson, Christine Gichuki, Zhong Jueyun,
Pauline Ulhen, Sandrine Brechon, Pierre Marand, Eric Soubeiran,
Charles-Emmanuel Gounod
Strand Cosmetics Europe–Dominique Bouvier, Emmanuelle Couval, Viviane Jaillet,
Martine Voisin, Judith Lévy, Olivier Apprin.
Etablissement Charles Wauters et Fils - Jacques Wauters et Richard Zaoui,
Luxepack–Nathalie Grosdidier et Maryvonne Lantéri,
Beauteam–Sandra Maguarian et Jean-Yves Bourgeois.

Nous remerçions également les marques pour leur aide précieuse :
Françoise Montenay, Marika Genty et Patrick Doucet (Chanel), Béatrice Labrousse et
Frédéric Bourdelier (Christian Dior), Anne d'Armagnac (Guerlain), Françoise Donche et
Clothilde Martory (Givenchy), Julia Sloan (Nars Cosmetics), Alexia Chaland (Parfums et
Cosmétiques Jean-Paul Gaulthier), Camille Ridoux (Clarins), Catherine Canovas et Olivia
Besson (By Terry), Cédric Prouvé et Geri Schachner (Estée Lauder), Nathalie Debras,
Anne Lévy, Véronique Schwartz et Véronique Ferrari (L'Oréal),
Karine Raffali (Fred Farrugia), John Nollet et François Camilli.

**Ainsi que les artistes, créateurs, et personnalités qui ont accepté de contribuer à cet
ouvrage :** Terry de Gunzburg, Monica Bellucci, Ysabelle Lacamp, Serge Mansau,
Sir David Tang, François Nars, Nicolas Degenne, Olivier Echaudemaison, Max Herlant,
Damien Dufresnes, Pavel Gonin, Fred Farruggia, Thibault Vabre.

Nous ne saurions oublier, les Places d'Or, l'équipe du Polo della Cosmesi pour leur
soutien : Alessandra Ginelli, Michela Mombelli, Marta Grace et Christophe Bouckaert,
Isabelle Ferrand (Cinquième Sens) pour avoir mis généreusement ses locaux à
disposition, Marie-Agnès Gigon (Sofadis) et Gerard Oehlhorn (Oekametall), pour le prêt
d'objets.

**Ainsi que le monde des collectionneurs et des marchands spécialisés en Objets
anciens de Parfumerie sans lequel de précieux et inédits étuis de rouge à lèvres
n'auraient pu être présentés dans ce livre :**
en Belgique : Luc de Brocqueville (Bruxelles)
au Canada : Elaine et Seymour Berger (Toronto)
aux États-Unis : Linda Goldberg (Californie), Barbara DuPlissé (Arizona),
Patricia Gilbert (Nevada), Lori Dorsey (Missouri), Norma Ortegon (Texas),
Susan Beal-Davis (Florida), Barbara Tippit (Illinois),
William Everett, Sherry Yates et Sue White, Donna et David Crook (Indiana)
en France : Anita et Patrick Flottes, Nathalie Bernhard et Fernand Lunais,
Chantal Pautras, Françoise Viallet, Yanick Desreumaux, André Cognat,
Frédéric Marchand, Francis Barbaroux, Philippe Raymond,
Madeleine et Edouard Kolodwej, Didier Frebourg, Raymonde et Paul Gambert
en Grande-Bretagne : Chris Alder (Surrey) en Italie : Daniela Candio et Giorgio Dalla
Villa (Milan) et en Tchéquie : Michael Genger (Prague)

167

Conception et réalisation : **PAPIER AND CO** pour les éditions Gourcuff Gradenigo
Achevé d'imprimer en novembre 2009
Impression : Stipa, Montreuil (Seine-Saint-Denis)
Traduction : Lipstick Translation

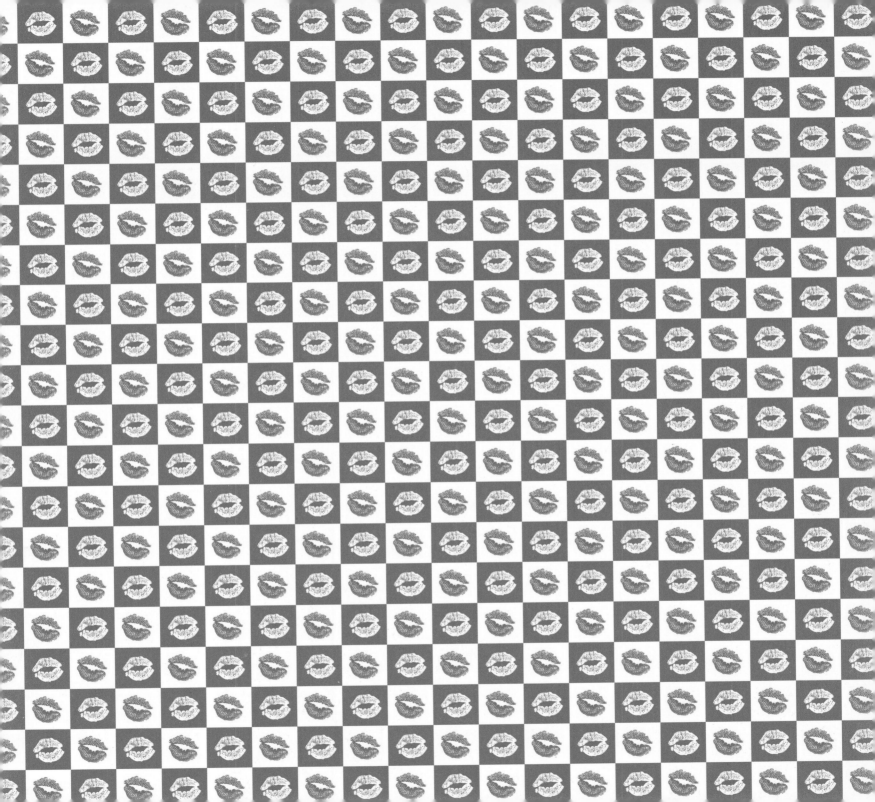

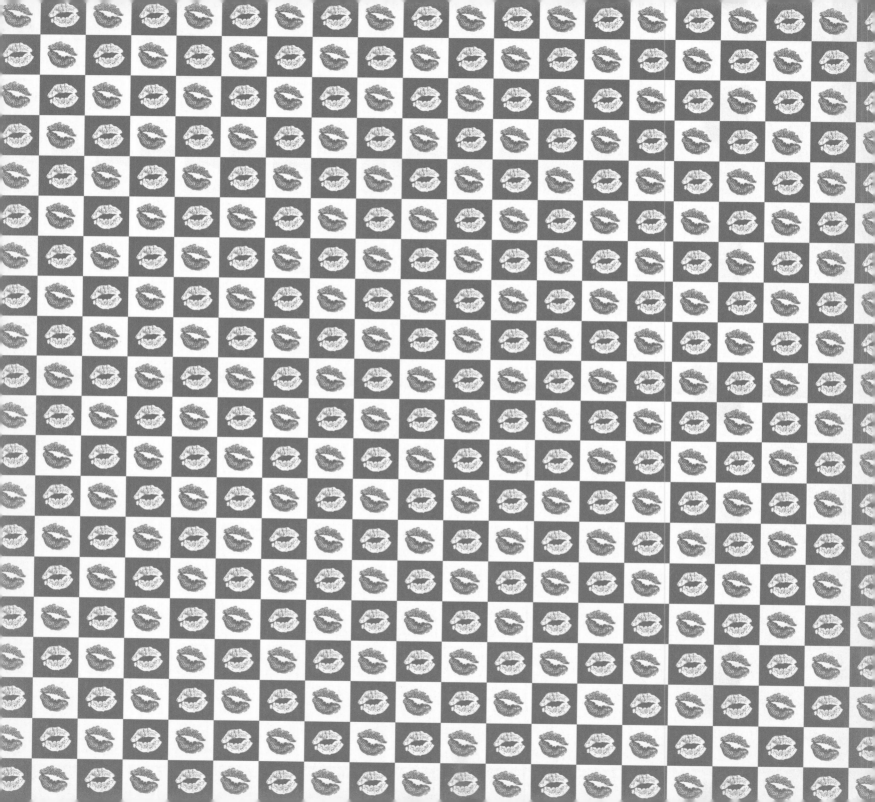